"十二五"职业教育国家规划教材
经全国职业教育教材审定委员会审定
技能型紧缺人才培养培训实训教材

总主编　皮红英　张黎明　刘华平
　　　　吴欣娟　孙　红　郭俊艳

供本、专科护理专业使用

外科护理技能实训

主　编　皮红英　丁炎明　郑一宁　马燕兰
副主编　周玉虹　徐益荣　金　花　陈举国　刘秀丽
　　　　李丰收

编　者　(按姓氏汉语拼音排序)

陈　雷　陈举国　褚加静　丁炎明　丁艳琼
董晓艳　高建萍　高　远　谷洪涛　关莹莹
郭　悦　郭宇森　韩江翰　胡宇坤　华　莎
黄燕波　金　花　李　晶　李　利　李　颖
李丽霞　李丰收　李彩霞　刘　静　刘　燕
刘　钰　刘玉红　刘春红　刘秀丽　芦　芳
冀　蓁　靳海荣　马燕兰　毛莺洁　牛海霞
皮红英　杞成金　钱俊刚　任建明　单秀莲
苏晓静　孙　燕　孙薇薇　田　丹　田　丽
王领会　王影新　文玉琴　吴　迪　谢双怡
徐益荣　徐淑娟　张剑锋　赵　璇　张　慧
张　茜　张珊珊　郑一宁　钟丽君　周　静
周玉虹　朱　娟

科学出版社
北　京

内 容 简 介

　　本教材是技能型紧缺人才培养培训实训教材之一,按照绪论、外科基本护理技术、普通外科常用护理知识、肝胆外科常用护理技术、神经外科常用护理技术、心胸外科常用护理技术、泌尿外科常用护理技术、骨科常用护理技术、手术室常用护理技术进行编写,每项护理技术都以操作目的、评估、计划、实施、评价、健康教育、注意事项 7 个方面进行阐述。内容具体实用,图片清晰直观,条理简明规范,对实际操作具有较好的指导作用。

　　本书可供本、专科护理专业实训教学使用,也可供外科专科护士参考阅读。

图书在版编目(CIP)数据

外科护理技能实训 / 皮红英等主编. —北京:科学出版社,2014. 8

"十二五"职业教育国家规划教材·技能型紧缺人才培养培训实训教材

ISBN 978-7-03-040362-9

Ⅰ. 外… Ⅱ. 皮… Ⅲ. 外科学-护理学-教材 Ⅳ. R473. 6

中国版本图书馆 CIP 数据核字(2014)第 067345 号

总策划:王文海 / 责任编辑:丁海燕 / 责任校对:宋玲玲
责任印制:赵 博 / 封面设计:范璧合

科 学 出 版 社 出版
北京东黄城根北街 16 号
邮政编码:100717
http://www.sciencep.com

北京世汉凌云印刷有限公司 印刷
科学出版社发行 各地新华书店经销

*

2015 年 8 月第 一 版 开本:787×1092 1/16
2018 年 8 月第八次印刷 印张:11 3/4
字数:274 000
定价:43. 00 元
(如有印装质量问题,我社负责调换)

护理技能实训系列教材前言

护理学是一门实践性、应用性很强的学科。随着医学科学的飞速发展和护理内涵的不断拓展,临床护理实践也发生了深刻变化。为适应我国护理专业日新月异的发展形势,满足高素质技能型护理人才的教育需求,我们组织了全国10余家著名医院和院校的200余位护理专家和老师共同编写了护理技能实训系列教材,供护理专业教学及临床专科护士培训使用。

本套丛书共12分册,涵盖现代护理各个领域,包括护理评估技能实训、基础护理技能实训、内科护理技能实训、外科护理技能实训、妇产科护理技能实训、儿科护理技能实训、眼耳鼻喉科护理技能实训、口腔科护理技能实训、急危重症护理技能实训、老年护理技能实训、康复护理技能实训、社区护理技能实训。全套丛书本着"以护士职业能力为核心、以临床护理技能为导向"的指导思想,以护理程序为框架,着重突出护理技能的评估、计划、实施与评价,克服了传统操作重方法轻程序、重技能轻交流的弊端,充分体现了护理工作的整体性与人文性。

在内容编排上,更加贴近临床工作实际,并力求去粗存精,去旧增新,使教材既能满足当前护理教学工作的需求,又能体现护理学作为一级学科的专业新进展。在版面设计上,考虑护理技能实践的特点,重要技术操作均配有插图,增强教材的可读性,使护生及年轻护士更易于理解和掌握。

在丛书的编写过程中,得到各级领导的大力指导和帮助,在此谨表谢意! 同时,感谢所有参与本套丛书编写工作的护理专家及老师!

本套丛书涉及专业范围广泛,问题和不足在所难免,希望广大读者将书中出现的问题及时反馈给我们,以便在再版时修正。让我们共同促进我国护理教育事业的发展,为提高我国护理工作水平做出新的贡献!

编 者
2014 年 1 月 2 日

前　言

护理学是一门实践性、应用性很强的学科。随着医学科学的飞速发展和护理内涵的不断拓展，临床护理实践也发生了深刻变化。2011 年 3 月 8 日，国务院学位办颁布了新的学科目录设置，其中护理学成为一级学科。为适应我国护理专业日新月异的发展形势，我们组织在全国享有盛誉的 10 余家医院和院校共同编写了技能型紧缺人才培养培训实训教材丛书，供本科护理专业教学及临床专科护士培训使用。本套丛书本着"以护士职业能力为核心、以临床护理技能为导向"的指导思想，力求打造具有中国特色的护理职业教育国家精品教材。在内容编排上贴近临床工作实际，并力求去粗存精，去旧增新，使教材既能满足当前护理教学工作的需求，又能体现护理学作为一级学科的专业新进展，努力提高教材的先进性、规范性和适用性。

《外科护理技能实训》是技能型紧缺人才培养培训实训教材之一，本书为适应我国护理专业日新月异的发展形势，注重结合我国护理教育和实践现状，以整体护理为方向，旨在不断提升临床护士专业能力以及护理专业教学水平，通过多名专家的共同努力编写而成。编写过程中我们基于科学性、先进性和实用性，以现代护理理念为指导，注重理论实践相结合，在书中提炼出最具外科特点的知识与技能，并力求图文并茂，易于理解和记忆，努力打造成为高质量的实用性教材。

本册的编写得到各级领导和专家的支持和帮助，谨在此深表谢意。本书涉及专业范围广泛，但限于水平，书中难免存在错误与疏漏，恳请使用本教材的师生和护理界同仁多提宝贵意见，以便进一步修订提高。

编　者

2013 年 12 月

目　　录

第一章

绪　论

第一节　外科临床护理的特点

外科是研究外科疾病的发生、发展规律及其临床表现、诊断、预防和治疗的学科,是以手术切除、修补为主要治疗手段的专业学科。临床外科学根据治疗目的不同有着明确的分工,可分为普通外科、肝胆外科、心胸外科、泌尿外科、矫形外科、神经外科、烧伤科、整形科、显微外科等。外科护理学是以医学基础理论、外科学基础理论及护理学基础理论与技术为基础的一门应用学科,它研究的内容包括如何配合医生对这些患者进行治疗;如何根据患者的身心、社会和精神文化等需要,以健康为中心,以护理程序为框架,提供个体化的整体护理。随着近年来外科治疗手段的飞速发展,护理问题也随之增多。只有熟悉其护理特点,掌握各项外科护理技术,才能跟上外科医学发展的脚步,全面促进患者的早日康复。外科护理在临床实践过程中有以下的工作特点。

一、急诊多、重症多、病种多且病情变化快,护理工作强度大,护理工作内容所涉及的范围广

外科临床护理的主要内容包括外科常见疾病的基本护理理论、护理知识、护理技能和各种疾病的围术期护理。外科疾病复杂多变,疾病的突发性或病情演变的急、危、重常使护理工作面临较大的压力,外科护士不仅要有敏锐的洞察力,能及时发现问题,当机立断,而且要有高度的责任心,及时有效地挽救患者的生命。现代医学模式拓展了护理工作的职能,外科护士不仅要帮助病人尽早摆脱疾病的困扰,而且还要在病人的术前、术后提供健康咨询和健康教育指导,从而增强病人的应对和适应能力,使之达到早日康复的目的。外科病人除了要承受疾病所带来的痛苦外,还要承受手术带给他们的身心压力,由于他们缺乏医学知识,因而容易出现心理问题,这些问题存在于手术前、手术中、手术后,常常随着多变的病情有较大的起伏。所以,外科护士要学会对病人察言观色,了解其心理状态和产生心理压力的原因,找出他们的心理需求,利用一切接触病人的机会,结合病情给予相应的心理护理,引导病人正视现实,树立战胜疾病的信心,从而更好地配合治疗护理,早日康复。

二、外科治疗方法日新月异,护理工作的范畴不断扩展,内涵不断提升

随着当今医学科学技术的迅猛发展及相关边缘学科向医学领域的渗透,临床医学概念、理论、内容和方法上都发生了很大的变化,这对临床护理工作提出了新的要求和挑战。与之相辅相成的是,外科技术的发展及外科疾病的日益复杂化,带动了外科护理技术的发展,并对临床护

理人员的知识提出了新的需求,而医学科学技术的发展和诊疗方法的不断改进,使外科与其他学科相互渗透、彼此交叉重叠,进而大大丰富了外科学与外科护理的内涵。手术虽然是外科工作的重要组成部分,但不是全部,外科护理学的内容还包括了许多内科疾病的外科治疗和护理,对护理人员的知识结构和自身素质提出了更高的要求。护士在工作中的作用日渐多元化、人性化,更新观念、注重多元化护理,培养健康的职业情感,加强护士沟通技巧和能力,是现代社会赋予护理工作的更多内容。外科护士除了要重视基本知识、基础理论和基本技能外,还必须不断扩充、更新知识,才能适应外科发展的步伐和满足现代护理学发展的需求。同时由于整体护理的开展,使住院周期缩短,住院患者的危重和复杂程度将大大增加,而科学技术的飞速发展,又使护理技术日趋先进,这些都对护理工作提出了更高的要求,21 世纪的外科护理工作范畴将发生更大的变化,并将得到更进一步的拓展。

第二节　外科诊疗技术的新进展

随着新的外科领域如心血管外科、显微外科技术以及器官移植的蓬勃发展,同时重要外科仪器如体外循环机、人工肾、心脏起搏器、纤维光束内镜、人工血管、人工心脏瓣膜、人工关节以及微血管器械等的应用,推动着外科医疗技术水平不断提高。外科护理工作进入了一个新的时期,要求外科护理人员不仅做好围术期患者细致的护理,同时应具有高超的外科护理技术操作能力。

一、微创(腔镜)外科的新进展

近年来,微创手术因其创伤小、恢复快而取得了快速发展,以往需外科开放手术治疗的许多疾病已被腔镜手术治疗技术所替代。目前,腔镜治疗不仅成为外科系统疾病的主要治疗方法,而且还逐步扩展到其他系统疾病的诊断及治疗,避免了开放外科手术的创伤和麻醉带来的危险,同时也给无开放手术适应证的患者带来更多的诊断和治疗的机会。例如,主动脉夹层是严重威胁人类健康的疾病,且病死率极高,随着微创技术在腔内手术中的发展,主动脉夹层腔内隔绝术和主动脉夹层支架置入技术解决了这一难题。微创外科手术的广泛应用,为现代外科学的发展提供了丰富内容,目前广泛应用于普外科、神经外科、泌尿外科、妇产科、心血管外科、骨科、肿瘤等多学科的手术中,减少了术中损伤,使患者得到了微创的、最佳的治疗,大大减少了患者并发症的发生。随着介入超声与微创外科的有机结合,进一步促进多学科的融合,也使护理工作逐渐专业化、程序化。有效的术前心理护理和充分的术前准备有助于提高患者手术的安全性。术后密切观察并发症情况和细致全面的护理,是确保手术安全快速康复的有效措施。

二、关节外科技术新进展

目前,关节外科是骨科发展最快的领域之一。由于关节运动损伤日益增多,新方法、新技术顺应出现,层出不穷。如,LARS 人工韧带的应用、髋关节金属对金属(M-M 假体,Metasul™ 系统)和表面置换、多孔钽棒(Trabecular Metal,骨小梁金属或 TM 棒)治疗早期股骨头坏死、膝关节前交叉韧带 Transfix 微创重建技术等在临床的开展。新技术、新业务的开展要求护理人员不断更新知识,提高护理水平,顺应医学发展。

第三节　如何学好《外科护理技能实训》

本书供护理专业教学及临床专科护士使用。全书分为九个章节,包括 24 项护理技术。此书编写依据高职、高专的教学大纲,结合临床专科护理特点,力求培养护生正确运用护理程序进行护理技术操作,即每项操作顺序按照目的、计划、评估、实施、评价、健康教育、注意事项,使每一步骤相互关联,相互依存,体现护理操作的完整性。在操作过程中强调将健康教育贯穿于始终,减轻患者的恐惧感,得到患者理解和配合,体现对患者的尊重,提高患者对治疗的依从性,体现护理专业的人文性。本书根据专科特点增加了诊疗技术的护士配合内容,体现护理工作的专科性。根据以上几方面特点,建议在学习时注意以下几点。

一、树立整体观念

本书着重于外科常见技术及医护配合操作知识。学习时应注意将各学科知识相互联系,融合应用,全面掌握外科护理学的内涵。同时树立整体护理观,在护理操作过程中,不仅要关注患者的疾病,更要关注患者的心理变化等方面,提供全方位的整体护理。

二、抓住学习重点

每种常见护理技术操作内容都包括七个共同方面,即目的、评估、计划、实施、评价、健康教育和注意事项。学生应该在学习外科疾病诊疗护理知识的同时,采取情景模拟、角色扮演、专题讨论等教学活动,更好地把握各系统诊疗过程中相关的操作技术。

三、理论联系实际

本书从临床出发,贴近临床,在学习中注意将理论知识和技能综合运用到临床实践中,解决实际问题,通过反复实践,不断总结经验,从而进一步提高自己发现问题、分析问题、解决问题的能力。

通过本课程的学习,要求学生达到如下目标:①树立以患者为中心的服务理念,培养关心、爱护、尊重患者的行为意识;②掌握外科常见护理操作技能,具有对患者进行护理评估、应用护理程序和实施常用护理技术的操作能力;③了解外科护理技术的新进展。

第二章

外科基本护理技术

第一节　围术期基本护理技术

围术期基本护理技术是指包含手术前、手术中及手术后的一段时间内,护士为患者进行的一些基本的技术操作。本节主要介绍备皮法、灌肠法、换药法、铺麻醉床、更换引流袋法与缝合及拆线技术。

一、备　皮　法

备皮是指对拟行外科手术的患者在手术的相应部位剔除毛发,进行皮肤清洁和术前手术区域体表皮肤的擦洗。

【目的】

1. 去除手术区毛发,避免切口周围的毛发影响手术操作。

2. 彻底清洁皮肤,预防术后伤口感染。

【评估】

1. 评估患者切口部位,备皮范围内有无皮肤损伤、感染、皮肤疾病等。

2. 评估患者的自理能力及配合程度。

【计划】

1. 护士准备　着装整洁,洗手,戴口罩(图 2-1)。

2. 物品准备(图 2-2)

(1)备皮盘:备皮碗或换药盘,纱布,手套,棉签,肥皂液,一次性备皮刀。

(2)其他用品:医嘱单、防污垫,皮肤消毒剂(酌情准备如酒精、碘伏、苯扎溴铵、医用汽油、洗甲液等)。

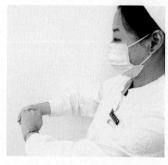
图 2-1　洗手,戴口罩

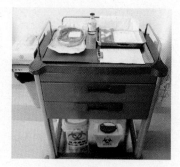
图 2-2　准备用物

（3）检查一次性备皮刀的完好性和使用有效期（图2-3）。

3. 环境准备 保持环境清洁、安静，并关闭门窗。请无关人员回避，必要时屏风遮挡。

4. 核对医嘱，携用物至患者床旁（图2-4）。

5. 辨识患者，向患者及家属解释备皮操作的目的及过程，并取得同意（图2-5）。

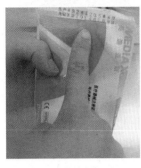
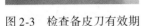

图2-3 检查备皮刀有效期

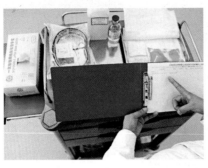

图2-4 核对医嘱

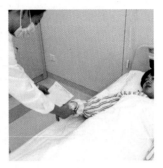

图2-5 核对腕带，辨识患者

【实施】

1. 协助患者取舒适卧位，备皮区域下垫防污垫（图2-6），充分暴露备皮区域（图2-7）。

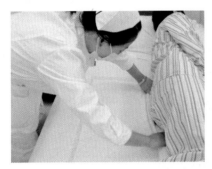

图2-6 备皮区域下垫防污垫

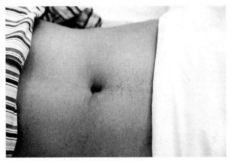

图2-7 暴露备皮区域

2. 戴手套，用温肥皂水擦拭备皮区域（图2-8）。

3. 护士左手持纱布紧绷皮肤，右手持备皮刀，使备皮刀与皮肤成45°，顺着毛发走向，从上到下依次剃净毛发（图2-9至图2-11）。

4. 用温水擦净备皮区域，检查术区毛发是否剔除干净，有无皮肤破损（图2-12）。

5. 协助患者穿衣，整理用物，记录备皮时间。

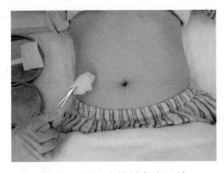

图2-8 肥皂水擦拭备皮区域

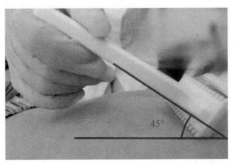

图2-9 备皮刀与皮肤成45°

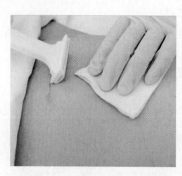
图 2-10　左手紧绷皮肤,右手备皮

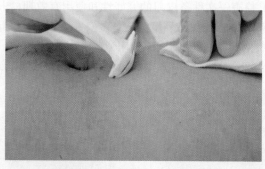
图 2-11　顺毛发走向剃净毛发

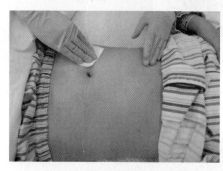
图 2-12　用温水擦净备皮区域

【评价】

1. 备皮过程顺利,备皮区域正确,符合手术要求。

2. 备皮区域无体毛残留,无皮肤破损、过敏等。

【健康教育】

1. 告知患者术前晚洗澡、清洁皮肤的目的。

2. 告知患者备皮后可以洗澡,或局部清洗擦拭,必要时给予协助。

3. 提醒患者洗澡、清洁皮肤期间注意安全,防止跌倒,预防感冒。

【注意事项】

1. 护士操作轻柔,不要逆行刮剃,以免划伤患者皮肤。

2. 避开皮肤凸起处,小心皱褶及瘢痕处。

3. 不要过多暴露皮肤,注意保暖及保护患者隐私。

4. 备皮区域要大于预定的切口直径范围至少 15～20cm。

5. 清洁脐部时要轻柔,勿用力,防止擦伤皮肤,引起感染,延迟手术。

6. 遇美甲患者建议先洗甲,以免影响术中血氧饱和度监测及术后末梢血运观察。

二、灌　肠　法

灌肠法是指将一定量的液体由肛门经直肠灌入结肠,以帮助患者清洁肠道、排便、排气或由肠道供给药物或营养,达到诊断和治疗目的的方法,包括不保留灌肠和保留灌肠。不保留灌肠又分为大量不保留灌肠、清洁灌肠和小量不保留灌肠,小量不保留灌肠还包括甘油栓灌肠剂、开塞露等灌肠,保留灌肠包括药物及大肠埃希菌灌肠等。

（一）大量不保留灌肠

【目的】

1. 刺激肠蠕动,解除便秘,排除肠内集气。

2. 清洁肠道,为手术、检查和分娩做准备,以减少污染。

3. 为高热病人降温。

【评估】

1. 评估患者自理情况、排便情况、合作及耐受程度。

2. 评估患者肛门周围皮肤黏膜状况。

【计划】

1. 护士准备 着装整洁,洗手,戴口罩。

2. 物品准备

(1) 灌肠盘:灌肠量杯,灌肠溶液,灌肠装置一套,弯盘,润滑剂(凡士林,液状石蜡等)纱布,水温计,一次性洁净手套(图 2-13)。

(2) 其他用品:治疗车、医嘱单,手消液,患者自备的卫生纸,污物垫,便盆等。

(3) 根据医嘱单备好灌肠溶液:常用的为 0.1% ~ 0.2% 肥皂水、清水或等渗盐水 500 ~ 1000ml,小儿 200 ~ 500ml。温度 39 ~ 41℃为宜;用于降温时温度为 28 ~ 32℃;中暑患者用 4℃的溶液(图 2-14)。

(4) 检查一次性用物的完好性及有效期。

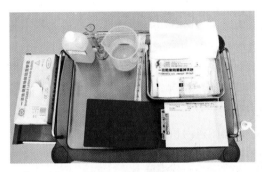

图 2-13 准备用物

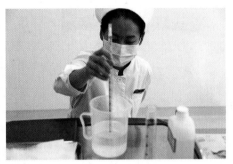

图 2-14 灌肠液测温

3. 环境准备 保持环境整洁,安静,温度适宜,光线充足,适宜操作,适当遮蔽以保护患者隐私。

4. 核对医嘱,携用物至患者床旁(图 2-15)。

5. 辨识患者(图 2-16),向患者及家属解释灌肠的目的及过程,以取得同意。

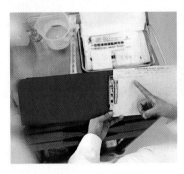

图 2-15 核对医嘱

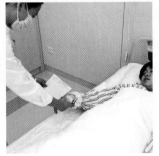

图 2-16 核对腕带,辨识患者

【实施】

1. 协助患者取左侧卧位屈膝,臀部垫污物垫(图 2-17)。

2. 灌肠袋挂于输液架上,液面位置高于患者臀部 40 ~ 60cm(图 2-18)。

3. 以凡士林润滑肛管前端,排除管道气体,嘱患者深呼吸,左手分开患者臀部,暴露肛门,右手将肛管缓缓插入肛门 7 ~ 10cm(图 2-19 和图 2-20)。

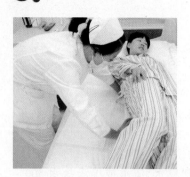
图 2-17 臀部垫污物垫

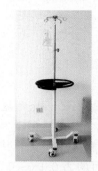
图 2-18 灌肠袋挂于输液架上

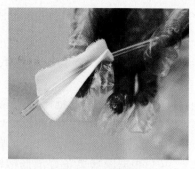
图 2-19 润滑排气

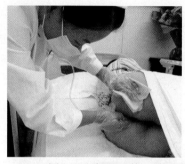
图 2-20 插入肛管

4. 固定肛管,松开调节夹流入灌肠液。观察液体流入及患者耐受情况。根据患者耐受程度,适当调整灌肠袋高度(图 2-21 和图 2-22)。

5. 灌肠结束夹闭并反折排液管,将肛管拔出,擦净肛门。嘱患者尽量于 5~10 分钟后排便(图 2-23)。

6. 必要时协助患者如厕,或给予便盆协助患者床上排便。

7. 了解患者排便情况,安置患者,整理用物并记录。

【评价】

患者能排出肠道内积气和粪便,高热者体温下降。

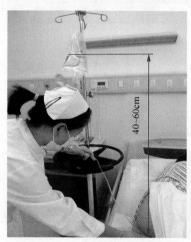
图 2-21 注意灌肠袋高度和流速

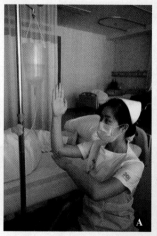
图 2-22 手臂法测量液面高度
A. 侧面观;B. 正面观

【健康教育】

1. 提醒患者下地如厕期间注意防跌倒、受凉、虚脱、体位性低血压等,需要时请护士协助。

2. 向便秘患者讲解便秘的危害性和预防便秘的方法。

【注意事项】

1. 掌握灌肠溶液的温度、浓度、容量及灌肠时的流速、压力。

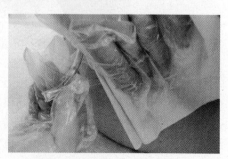
图 2-23 夹闭、反折拔出肛管

2. 妊娠、急腹症、消化道出血、严重心脏病等患者不宜行大量不保留灌肠;直肠、结肠和肛门等手术后及大便失禁的患者不宜灌肠。

3. 伤寒患者灌肠时溶液不超过500ml,液面不高于肛门30cm,肝性脑病患者禁用肥皂水灌肠。

4. 灌肠过程中发现患者脉搏细速、面色苍白、出冷汗、剧烈腹痛、心慌等,应立即停止灌肠,并报告医生。

5. 尽量减少暴露患者的肢体,以保护患者自尊,防止受凉。

6. 插肛管时动作要轻柔,对有肛门疾病(如痔、肛裂等)的患者更应小心,以免受伤。

7. 作为术前或检查前处置的灌肠,应比规定时间提前进行,预留出充分的排便时间,尤其是对老年、肛门疾患、肛门括约肌松弛的患者。

8. 没有达到灌肠目的时应及时联系医生。

9. 清洁灌肠应符合肠道清洁程度分级标准(表2-1)。其中Ⅰ级、Ⅱ级为肠道准备有效,Ⅲ级为无效。

表2-1 肠道清洁程度分级标准

分级	标准
Ⅰ级(肠道准备满意)	肠腔无粪便残渣,无粪水潴留,肠液清亮,操作顺利,观察良好
Ⅱ级(肠道准备比较满意)	肠腔无粪便残渣,肠液有污浊粪水,操作比较顺利,观察基本清晰
Ⅲ级(肠道准备不满意)	肠腔有粪便残渣或粪块,操作不顺利,观察不清

10. 清洁灌肠压力要低,第一次用肥皂水,第二次以后用等渗盐水或者温水,直到排出液无粪渣。因反复多次进行大量溶液灌肠,患者易产生疲劳和虚脱,应专人陪同。

11. 清洁灌肠后协助患者取右侧卧位,使液体达到降结肠至横结肠,保证充分排便。

12. 观察和记录灌入量和排出量,使两者基本相符,防止水中毒的发生。

(二) 小量不保留灌肠(以甘油栓剂灌肠为例)

适用于腹部或盆腔手术后的患者、危重患者、年老体弱患者、小儿及孕妇等。

【目的】

1. 软化粪便,排除肠道内积气,减轻腹胀。

2. 刺激术后患者肠蠕动。

【评估】

1. 评估患者自理情况、排便情况、合作及耐受程度。

2. 评估患者肛门周围皮肤黏膜状况。

【计划】

1. 护士准备 着装整洁,洗手,戴口罩。

2. 物品准备

(1) 灌肠盘:灌肠量杯,灌肠溶液,灌肠装置一套,弯盘,润滑剂(凡士林、液状石蜡等)纱布,水温计,一次性洁净手套。

(2) 患者自备:卫生纸,污物垫,便盆。

(3) 根据医嘱备好灌肠液:常用为"1、2、3"溶液(即50%硫酸镁30ml、甘油60ml、温开水90ml),或者开塞露、油剂(甘油50ml加温开水50ml),甘油灌肠剂(规格60ml/支,110ml/支,每100g含丙三醇二甘油42.7g)(温度为38～40℃)。

3. 环境准备 保持环境整洁,安静,温度适宜,光线充足,适宜操作,适当遮蔽以保护患者隐私。

4. 核对医嘱,携用物至患者床旁。

5. 辨识患者,向患者及家属解释灌肠的目的及过程,并取得同意。

【实施】

1. 协助患者取左侧卧位屈膝,臀部垫污物垫。

2. 用凡士林润滑肛管前端(图2-24),排除管道气体,嘱患者深呼吸,左手分开患者臀部,暴露肛门,右手将肛管缓缓插入肛门 7～10cm。

3. 将药液缓慢注入直肠内,观察液体流入及患者耐受情况(图2-25)。

4. 根据患者耐受程度,适当调整挤压力度。从栓剂底部向头端卷曲,折叠栓剂底部直至栓剂颈部(图2-26)。

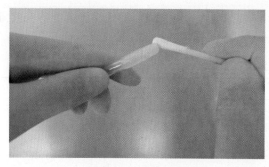
图 2-24　润滑头端

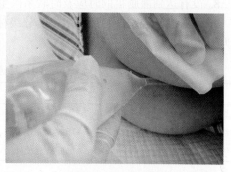
图 2-25　注入药液

5. 灌肠结束,取出空栓剂(图2-27)。

6. 用清洁手纸按住肛门 1～2 分钟,嘱患者尽量于 5～10 分钟后排便。

7. 必要时协助患者如厕,或给予便盆协助患者床上排便。

8. 了解患者排便情况,安置患者,整理用物并记录灌肠时间。

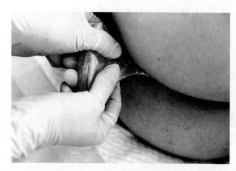
图 2-26　折叠栓剂底部直至栓剂颈部

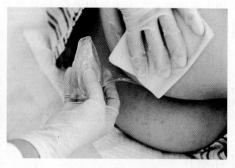
图 2-27　取出空栓剂

【评价】

患者能排出肠道内积气和粪便,高热者体温下降,药物灌肠的患者能有效保留药物在肠内。

【健康教育】

1. 提醒患者下地如厕期间注意防跌倒、受凉、虚脱、体位性低血压等,需要时请护士协助。

2. 向便秘患者讲解便秘的危害性和预防便秘的方法。

3. 告知患者药物灌肠后不要立即排便,应尽可能保留到预计的时间。

【注意事项】

1. 掌握灌肠溶液的温度、浓度、容量及灌肠时的流速、压力。

2. 直肠、结肠和肛门等手术后及大便失禁的患者不宜灌肠。

3. 使用甘油栓灌肠剂时,取下甘油灌肠剂包装帽盖,使少量药液流出润滑管口,冬季宜将甘油灌肠剂用 38~40℃ 温水预热后使用。

（三）保留灌肠

保留灌肠是指将药液、大肠埃希菌灌入到直肠或结肠内,通过肠黏膜吸收达到治疗疾病的目的。

【目的】

1. 经肛门自结肠给药,使烦躁不安的患者镇静和催眠。

2. 从直肠给药、通过直肠黏膜吸收,达到治疗目的。

3. 需要逆行灌入大肠埃希菌来治疗肠道菌群失调。

【评估】

1. 评估患者自理情况、排便情况、合作及耐受程度。

2. 评估患者肛门周围皮肤黏膜状况。

【计划】

1. 护士准备　着装整洁,洗手,戴口罩。

2. 物品准备

（1）灌肠盘:灌肠量杯,灌肠溶液(根据医嘱配置灌肠液体,一般不超过 200ml),灌肠装置一套,弯盘,润滑剂(凡士林,液状石蜡等)纱布,水温计,一次性洁净手套,50ml 注射器等。

（2）其他用品:治疗车,医嘱单,手消液,患者自备的卫生纸,污物垫,便盆等。

3. 环境准备　保持环境整洁,安静,温度适宜,光线充足,适宜操作,适当遮蔽以保护患者隐私。

4. 核对医嘱,携用物至患者床旁。

5. 辨识患者,向患者及家属解释灌肠的目的及过程,并取得同意。

【实施】

1. 根据病情和病变部位协助患者取合适卧位,臀部垫高约 10cm(图 2-28)。

2. 抽取大肠埃希菌液,连接肛管,润滑肛管前端(图 2-29)。

3. 注入药物　插入肛管 15~20cm(图 2-30),液面至肛门的高度应<30cm,缓慢注入药液(图 2-31)。

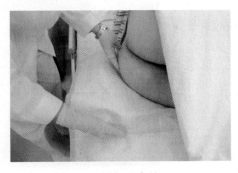

图 2-28　臀部垫高约 10cm

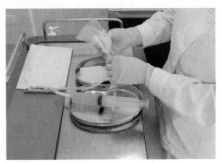

图 2-29　润滑肛管

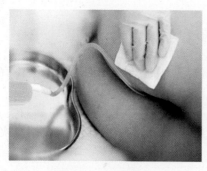

图 2-30　插入肛管

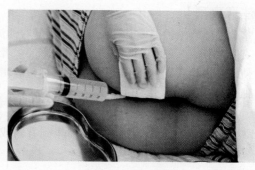

图 2-31　注入药液

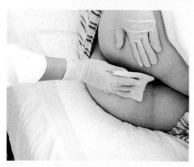

图 2-32　擦净肛门

4. 药液注入完毕后,反折肛管并拔出,用卫生纸轻轻按揉肛门并擦净。嘱患者尽可能忍耐,使药液保留 1 小时以上(图 2-32)。

5. 安置患者,整理用物。观察用药后的效果并记录。

6. 妥善处理医用垃圾和用物。

【评价】

1. 过程顺利正确,符合医嘱要求,灌肠液无溢出无污染。

2. 患者临床症状减轻或消失。

3. 灌肠液按需求能在肠道中保留。

【健康教育】

1. 提醒患者下地如厕期间注意防跌倒,避免受凉、虚脱、体位性低血压等,需要时请护士协助。

2. 告知患者保留灌肠液期间尽量不要排便,嘱患者放松,胸式呼吸。

3. 提醒患者如有腹痛、里急后重、肛门烧灼感等情况时,及时告知医护人员。

【注意事项】

1. 保留灌肠前,嘱患者先排便。

2. 保留灌肠时,肛管宜细,插入宜深,速度宜慢,量宜少,防止气体进入肠道。

3. 可臀下垫软枕,抬高臀部,防止药液溢出。

4. 了解病情,根据病变部位不同,采取适当的体位。慢性痢疾病变多见于乙状结肠和直肠,应采取左侧卧位;阿米巴痢疾病变多见于回盲部,应采取右侧卧位。

5. 对低位肠吻合术后的患者,灌肠要谨慎。

6. 进行肠道大肠埃希菌灌注后,应按生物性垃圾妥善处理相关用物。

7. 如灌肠过程不顺利,患者症状未减轻,应及时联系医生。

三、铺麻醉床

铺麻醉床是指为即将回房的手术后患者提供能舒适休养和恢复健康所必需的清洁、安全的床单位(图 2-33)。

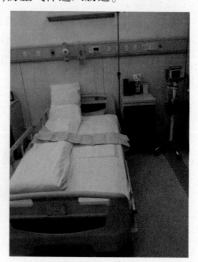

图 2-33　麻醉床

【目的】

便于接受和护理麻醉手术后的患者。

【评估】

1. 评估铺床用物是否洁净、齐全,正确折叠。

2. 评估床边设施,如呼叫装置、氧气管、负压吸引装置的性能是否良好,术后所需的抢救物品和治疗器械是否完好,物品是否齐全。

3. 评估病室环境是否会影响周围患者的治疗或进餐。

【计划】

1. **护士准备** 着装整洁,洗手,戴口罩,摘手表。

2. **物品准备** 床垫、床褥、枕芯、棉胎或毛毯、大单、被套、枕套、橡胶单2条、中单2条、防污垫,按使用顺序备好置于扫床车上。根据患者病情、麻醉方式、手术方式床旁备术后用物(如氧气装置、负压吸引装置、心电监护、胸腹带、气管切开盘、沙袋、约束带、输液泵、输液架、引流瓶、引流袋、体位垫、护理记录单等)。

3. **环境准备** 保持环境安全、整洁,检查床位性能并做好标准防护。

4. 核对医嘱,携用物至患者床旁。

5. 辨识患者,向患者家属解释铺麻醉床的目的及过程,并取得同意。

【实施】

1. 移床旁椅至床尾正中,离床约15cm,将用物放在床旁椅上。

2. 移开床旁桌离床约20cm,翻转床垫,将床褥齐床头平铺于床垫上。

3. **铺近侧大单** 取大单放于床褥上,中线于床中线对齐,分别展开,正面向上,一手托举起床垫,一手伸过床头中线,将大单包塞于床垫下;包折床角(先床头、后床尾),在距床头约30cm处,向上提起大单边缘,使其同床边垂直,呈一等边三角形,以床沿为界,将三角形分为两半,将上半三角底边直角部分拉出,拉出部分的边缘与地面垂直,将拉出部分塞于床垫下,至床尾拉紧大单。同法铺好床角。拉紧大单中部,双手掌心向上,将大单平塞于床垫下。

4. **铺近侧橡胶单和中单** 将橡胶单和中单分别对好中线,铺床中部,边缘平整的塞入床垫下。根据病情可将另一橡胶单和中单铺在床头或床尾,铺床头时,上端齐床头,下端压在中部的橡胶单和中单上,边缘平整的塞入床垫下。铺在床尾,则下端齐床尾。

5. **铺对侧大单和对侧的橡胶单**同上,先床头后床尾。

6. **套被套** 采用"S"式,取已折好的被套,齐床头放置,开口端向床尾,中线与床中线对齐,正面向外平铺于床上,拉开被套开口端上层,将折好的棉胎或毛毯置于被套内,底边同被套开口边平齐,拉棉胎上缘至被套封口处,将竖折的棉胎向两边展开,与被套平齐,对好两上角,被头与床头平齐,至床尾逐层拉平被套和棉胎,系带,将盖被边缘向内折叠与床沿平齐,折成被筒,尾端折于床下。

7. 盖被上端与床头平齐,两侧内折与床边缘对齐,尾端内折与床尾平齐将盖被三折叠于一侧床边,开口朝向门。

8. 套好枕套并拍松枕头,枕头横立于床头,开口背门(图2-34)。

9. 移回床旁桌,床旁椅放在接收患者对侧床

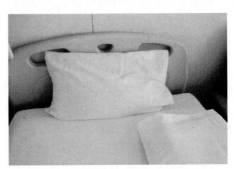

图2-34 枕头横立于床头

尾,根据患者病情、麻醉方式、手术方式床旁备抢救用物。

10. 洗手,整理用物。准备紫外线照射灯。

【评价】

麻醉床准备过程顺利,用物准备齐全。

【健康教育】

告知患者家属铺麻醉床和麻醉恢复期卧位的目的意义,取得理解和配合。

【注意事项】

1. 护士严格掌握铺麻醉床的方法,根据患者的病情、麻醉方式、术式等给予床旁备物。颈胸部手术应将橡胶单和中单铺在床头,腹部手术铺在床中部,下肢手术铺在床尾。铺在床中部的橡胶单和中单的上端应距床头 45～55cm,注意中单要遮盖橡胶单,避免橡胶单与患者皮肤接触,引起患者不适。

2. 铺麻醉床应换上洁净平整的被单,保证患者舒适、预防感染。

3. 全麻醉患者的枕头横立于床头可防止患者因躁动撞伤头部。

4. 铺好的床单位应紫外线照射消毒 30 分钟。期间做好自身和家属的紫外线防护,防电光性眼炎。

四、换 药 法

换药法又称更换敷料,包括检查伤口、除去脓液和分泌物、清洁伤口及覆盖敷料,是预防和控制创面感染,促进伤口愈合的一项重要外科操作技术。

【目的】

1. 预防、控制伤口感染。

2. 清洁伤口,去除伤口创面的异物(如线头)、坏死组织和分泌物。

3. 保持伤口清洁、引流通畅,减少细菌的繁殖、毒素分解产物的吸收和分泌物的刺激。

4. 更换伤口敷料,包扎固定,保护伤口;促进伤口组织生长愈合。

【评估】

1. 评估患者自理能力、合作程度及疼痛耐受度。

2. 评估原伤口敷料的外观,渗出液的性质,量,气味,颜色等。

3. 评估伤口的部位、大小(长、宽、深)、潜行、组织形态、渗出液、颜色、感染情况及伤口周围皮肤或组织状况。

4. 评估换药室的环境是否安全、安静。

5. 评估换药器械、物品、敷料等是否完好齐全,可安全使用。

【计划】

1. **护士准备** 着装整洁,洗手,戴口罩、手套。

2. **物品准备**

(1)治疗车、换药包(内有 2 个无菌治疗盘、镊子或止血钳 2 把、棉球数个、干纱布数块)、无菌敷料、棉签、测量尺、绷带、胶布。

(2)根据医嘱或伤口情况选择消毒、清洗伤口液体,检查所有物品是否安全,在有效期内。

(3)备好记录单、医嘱单、快速手消毒液、医用垃圾袋。

3. **环境准备** 保持环境安全、整洁,检查椅位性能并做好标准防护。

4. 核对医嘱,携用物至患者床旁或安置患者于换药室。

5. 辨识患者,向患者及家属解释换药的目的及过程,并取得同意。

【实施】

1. 协助患者取舒适安全卧位,暴露换药部位,注意保护患者隐私(图 2-35)。

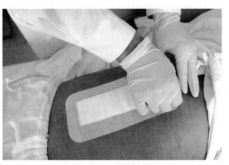

图 2-35 暴露换药部位

2. **依次取下伤口敷料** 先揭去外层敷料,持镊子揭去内层敷料,如有分泌物干结用 0.9% 氯化钠溶液湿润后再揭下(图 2-36)。

3. 据伤口类型采取相应的换药方法,选择合适的伤口清洗剂清洁伤口,去除异物、坏死组织等,用 0.9% 氯化钠溶液浸泡的棉球擦洗伤口,用干棉球吸净伤口内溶液(图 2-37)。

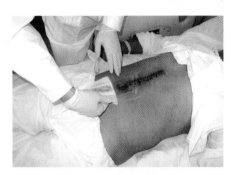

图 2-36 揭去外层敷料

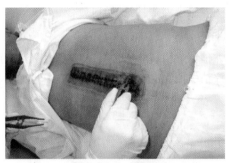

图 2-37 消毒伤口

4. 一般根据伤口类型选择合适的伤口敷料,外敷料边缘大于伤口 5cm。

5. 胶布或绷带固定,协助患者取舒适卧位。

6. 整理用物,垃圾分类。

7. 洗手并记录伤口的情况、大小(长、宽、深)、潜行、组织形态、渗出液、颜色、感染情况及伤口周围皮肤或组织状况。

【评价】

1. 换药过程顺利,未污染伤口。

2. 伤口引流有效,愈合状态好。

【健康教育】

1. 向患者宣教伤口愈合期的相关知识和注意事项。

2. 告知患者及家属保持伤口敷料及周围皮肤清洁的方法。

3. 指导患者沐浴、翻身、咳嗽及活动时保护伤口的方法。

4. 告知患者伤口处出现疼痛加剧、烧灼等不适症状或渗液增加、体温升高应及时告知医护人员。

【注意事项】

1. 伤口清洗一般选用 0.9% 氯化钠或对人体组织没有毒性、刺激性小的消毒剂。

2. 如患者同时有多处伤口需换药,应先换清洁伤口,后换感染伤口。清洁伤口换药时,应从伤口中间向外消毒;感染伤口换药时,应从伤口外向中间消毒;有引流管时,先清洁伤口,再清洁引流管。

3. 换药间隔的时间,依据具体情况遵医嘱而定,过于频繁换药会损伤新生上皮组织和肉芽组织。一期缝合伤口术后2～3日换药1次,至拆线时再换药。分泌物少,肉芽生长良好的伤口,隔日换药。分泌物多、感染重的伤口,每日1次或数次。

4. 胶布固定时,粘贴方向应与患者肢体或躯体长轴垂直,伤口包扎不可固定太紧,影响局部血液循环。

5. 换药过程中密切观察病情,出现异常情况及时报告医生。

6. 对于高度传染性伤口,严格进行隔离制度、专人负责、单独灭菌,焚烧处理。

五、更换引流袋

更换引流袋是指按诊疗常规定期为患者的引流管外端连接新引流袋的方法。

【目的】

1. 有效收集排至体外的引流液及气体,便于观察引流情况。

2. 减少感染因素,促进伤口愈合。

【评估】

1. 评估留置引流管的种类、目的及引流液的性质。

2. 评估引流管的有效性、通畅性。

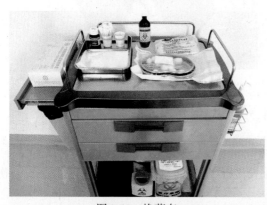

图2-38　换药车

【计划】

1. **护士准备**　着装整洁,洗手,戴口罩。

2. **物品准备**

（1）治疗车上层:治疗盘、一次性引流袋1个、换药弯盘（内置纱布、棉球、止血钳1把、镊子1把）、碘伏、手消液（图2-38）。

（2）治疗车下层:生活垃圾和医疗垃圾桶,锐器盒。

（3）医嘱单。

3. **环境准备**　环境安静、整洁,注意适当遮蔽患者,以保护隐私。

4. 核对医嘱,携用物至患者床旁。

5. 辨识患者,向患者及家属解释更换引流袋的目的及过程,以取得配合。

【实施】

1. 协助患者取舒适体位,检查引流管位置是否合适、固定是否牢固、管周是否有皮肤浸渍及敷料情况（图2-39）。

2. 打开外包装取出一个新引流袋,检查引流袋的密封性、有无破损、有无管路扭曲,拧紧引流袋出口盖帽（图2-40和图2-41）。

3. 引流袋挂于床沿,将引流袋外包装翻出内面垫在引流管与引流袋接口下面。

4. 由近及远挤压引流管至引流袋接口处,最后以左手挤捏住,勿松手,右手拿止血钳夹住引流管尾端上3～6cm。

5. 更换引流袋。左手持托引流管,右手以碘伏棉球消毒引流管连接处,以接口为中心,环形消毒一圈,再向接口以上纵行消毒2.5cm。再次以接口环形消毒一圈,向下纵行消毒2.5cm（图2-42）。

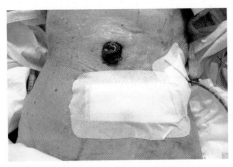

图 2-39　检查伤口外观

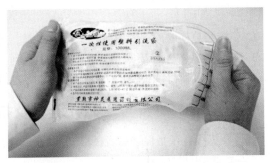

图 2-40　检查密封性

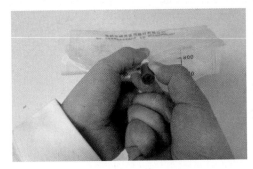

图 2-41　拧紧出口盖帽

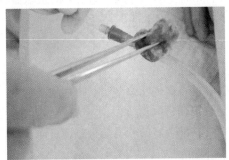

图 2-42　消毒接口

6. 右手取镊子夹无菌纱布包住消毒过的接口处,用左手捏住连接处的引流管部分,脱开连接处,把新的引流袋盖帽套在旧的引流袋头端(图 2-43)。

7. 右手消毒引流袋管的横截面后取新的无菌引流袋头端,紧密连接引流管尾端,松开血管钳(图 2-44)。

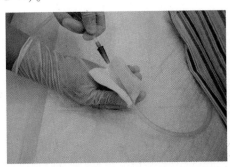

图 2-43　脱开连接处

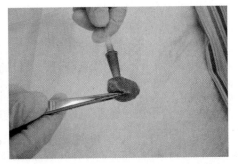

图 2-44　消毒引流袋管横截面

8. 由近端到远端挤压引流管,观察是否通畅,注明引流袋更换日期。

9. 整理用物,洗手并记录引流液的颜色、量、性状。

【评价】

1. 更换引流袋过程顺利,管路无污染、脱出、打折等,引流袋妥善固定。

2. 引流有效,更换引流袋过程中患者无特殊不适。

【健康教育】

1. 告知患者确保有效引流的方法,避免打折,扭曲,牵拉等,引流袋位置不能高于引流管口。

2. 指导患者移动体位前妥善固定引流袋或请护士协助。

【注意事项】

1. 引流袋更换时间视引流管种类或遵医嘱。抗反流引流袋可 1 周更换 1 次。

2. 更换引流袋时消毒要每个面都逐一消毒到,一个棉球不可往返消毒。

3. 同一患者留置两根及以上引流管的应标志清晰,逐个更换,防止更换时连接错误。

六、缝合及拆线技术

缝合及拆线技术是促进患者机体开放性创口愈合过程的两个无菌技术操作。

（一）缝合

缝合是将手术切开或外伤裂开的组织器官重新对合在一起。

【目的】

促进机体组织愈合。

【评估】

1. 评估患者的病情,意识,疼痛耐受程度。

2. 评估切口的类型、大小,选择适宜的缝合线。

3. 评估缝合室的环境是否整洁干净。

【计划】

1. **护士准备**　着装整洁,洗手,戴口罩。

2. **物品准备**

（1）缝合包:包括无菌剪刀,持针器,缝线针,手术钳,止血纱布,镊子和洞巾。

（2）无菌手套及碘伏,75% 乙醇。

（3）缝合线、换药盘、局麻药及敷料。

（4）记录单及医嘱单。

3. **环境准备**　保持环境安全、整洁。

4. 核对医嘱,携用物至患者床旁。

5. 辨识患者,向患者及家属解释缝合的目的及过程,并取得同意。

【实施】

1. **摆体位**　给予患者舒适体位,充分暴露切口,戴无菌手套。

2. **消毒**　碘伏棉球消毒后酒精脱碘。

3. **进针**　进针缝合时左手持有齿镊,提起皮肤边缘,右手执持针器,用腕臂力由外旋进,顺针的弧度刺入皮肤,经皮下从对侧切口皮缘穿出(图 2-45)。

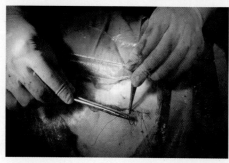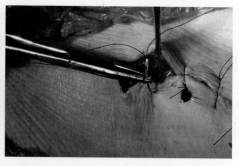

图 2-45　进针

4. 拔针 拔针可用有齿镊顺针前端的弧度外拔,同时持针器从针后部顺势前推(图2-46)。

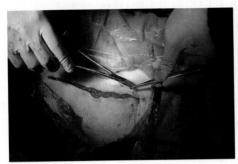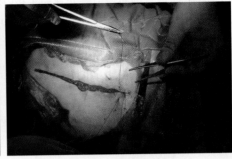

图2-46 拔针

5. 出针和夹针 当针要完全拔出时,阻力已很小,可松开持针器,单用镊子夹针外拔,持针器迅速转位再夹针体(后1/3弧处),将针完全拔出,由第一助手打结,第二助手剪线,完成缝合基本步骤(图2-47)。

6. 整理用物,记录缝合时间及伤口情况。

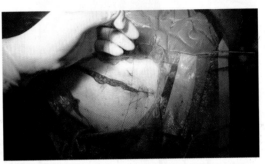

图2-47 打结固定

【评价】

1. 缝合过程顺利,无针遗漏,皮缘对合好,无异物残留。

2. 患者疼痛可忍受。

【健康教育】

1. 向患者讲解缝合后切口的注意事项。

2. 教会患者减轻切口张力的方法,减少疼痛。

【注意事项】

1. 缝合线与缝合针的选择要适宜,注意缝合处的张力。

2. 要保证缝合创面或切口的良好对合,无异物残留。

(二)拆线

拆线指在缝合的皮肤切口愈合以后或手术切口发生某些并发症时(如切口化脓性感染、皮下血肿压迫重要器官等)拆除缝线的操作过程。

【目的】

皮肤切口愈合后去除缝线,了解切口愈合情况。

【评估】

1. 评估患者的切口部位、局部血液供应情况。

2. 评估患者的年龄及营养状况、切口的大小、张力和愈合情况。

3. 评估缝合室的环境是否整洁干净。

【计划】

1. 护士准备 着装整洁,洗手,戴口罩。

2. 物品准备

（1）拆线盘（内置纱布、棉球、止血钳 1 把，镊子 1 把，剪刀 1 把）碘伏、洗手液。

（2）生活垃圾、医疗垃圾桶各 1 个，锐器盒 1 个。

（3）无菌敷料、胶布、医嘱单。

3. 环境准备　保持环境安全、整洁。

4. 核对医嘱，携用物至患者床旁。

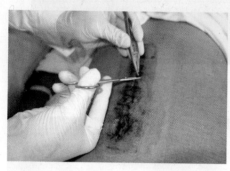

图 2-48　剪断缝线

5. 辨识患者，向患者及家属解释拆线的目的及过程，并取得同意。

【实施】

1. 充分暴露切口。

2. 按换药法常规消毒切口区域。

3. 左手持镊子将线结轻轻提起，右手将微微张开的线剪尖端插入线结与皮肤之间的间隙，平贴针眼处的皮肤将线剪断（图 2-48），然后快速轻巧地将缝线朝剪断侧拉出（图 2-49）。

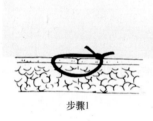

步骤1

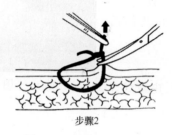

步骤2　　　　　　　步骤3

图 2-49　拆线过程示意图

4. 用酒精棉球消毒切口，再盖以无菌纱布、胶布固定。

5. 整理用物，洗手，记录缝线拆除时间及伤口愈合情况。

【评价】

1. 切口愈合良好，拆线过程顺利，无线头残留。

2. 患者自感牵拉感及疼痛可以耐受。

【健康教育】

1. 向患者宣教拆线后注意事项，24 小时后可以沐浴，但不可用力揉搓切口。

2. 指导患者做肢体的康复功能锻炼。

【注意事项】

1. 拆线时应注意不使原来显露在皮肤外面的线段经过皮下组织以免招致细菌污染。

2. 一般缝线的拆除时间应结合切口部位、局部血液供应情况、患者的年龄及营养状况、切口的大小与张力等因素综合考虑来决定：头、面、颈部切口在术后 4～5 日拆线，下腹部、会阴部 6～7 日，胸、上腹、背、臀部 7～9 日，四肢 10～12 日（近关节处还可适当延长一些），减张缝合线 14 日拆线；已化脓切口应立即拆线，青少年患者可适当缩短拆线时间，年老、营养不良、糖尿病患者可延迟拆线时间。

第二节　外伤基本处置技术

止血、包扎、固定和搬运是外伤救护的四项基本处置技术。实施现场外伤救护时,要本着救死扶伤的人道主义精神,沉着迅速地开展现场急救工作。

一、止血技术

急性大出血是人体受伤后早期死亡的主要原因。中等口径血管损伤出血,可导致或加重休克。当大动脉出血时,如颈动脉、锁骨下动脉、腹主动脉、股动脉等出血,患者可于2~5分钟死亡。因此当人体受到外伤时,首要应确保呼吸道通畅,立即采取有效的止血措施,防止因急性大出血而导致的休克,甚至死亡。

【目的】

在出血伤口的近心端,通过用手指或手掌压迫血管,使血管闭合达到临时止血的目的。

【评估】

1. 评估患者的意识情况及损伤部位。

2. 评估患者损伤部位出血的颜色及速度。

【计划】

1. **护士准备**　着装整洁,洗手、戴口罩。

2. **物品准备**

(1) 无菌方纱或纱垫数块,清洁手套1副,无菌持物钳1把,无菌持物罐1个,止血带1根,绷带1卷或三角巾1包,污物桶1个。

(2) 灭菌注射用水/外用0.9%氯化钠溶液1瓶,碘伏棉签。

3. **环境准备**　保持环境安全、整洁。

4. 核对医嘱,携用物至患者床旁。

5. 辨识患者,向患者及家属解释止血的目的及过程,并取得同意。

【实施】

1. 戴手套,取无菌纱布。

2. 快速查找出血部位,如视野不清,应用灭菌注射用水/外用生理盐水冲洗伤口,纱布擦拭血迹。

3. **根据不同出血部位找到血管压迫点**

(1) 面部出血:用拇指压迫下颌骨水平支,距下颌角约3cm的凹陷处颌外动脉(图2-50)。

(2) 前头部出血:压迫耳前下颌关节上方的颞动脉(图2-51)。

(3) 后头部出血:压住耳后突起下面稍外侧的耳后动脉(图2-52)。

(4) 腋窝和肩部出血:在锁骨上凹,胸锁乳突肌外缘向下内后方,对准第一肋骨,压住锁骨下动脉(图2-53)。

(5) 上臂远端或前臂出血:可在上臂内侧肱二头肌内缘用手指将肱动脉压向肱骨(图2-54)。

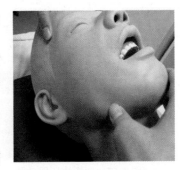

图2-50　拇指按压颌外动脉

（6）手掌和手背出血：在腕关节内，即我们通常按脉搏的地方，按住跳动的桡动脉（图2-55）。

（7）手指出血：用健侧的手指，使劲捏住伤手的手指根部，即可止血（图2-56）。

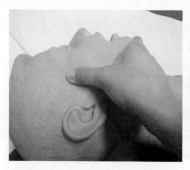

图2-51　拇指按压颞动脉

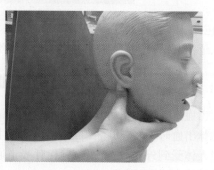

图2-52　拇指按压耳后动脉

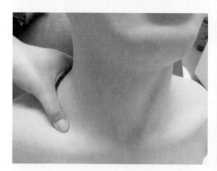

图2-53　拇指按压锁骨下动脉

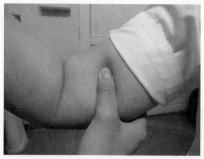

图2-54　拇指按压肱动脉

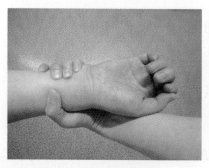

图2-55　手指按压桡动脉

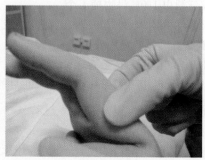

图2-56　手指按压伤指根部

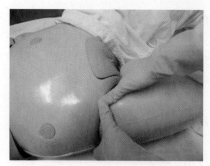

图2-57　拇指按压股动脉

（8）下肢出血指压法：协助患者屈腿，使肌肉放松，用大拇指压住股动脉之压点（大腿根部的腹股沟中点），用力向后压，为增强压力，另一手的拇指可重叠压力（图2-57）。

4. 如指压止血法初步达到止血效果，更换为加压包扎止血。

5. 脱去手套，取无菌方纱覆盖出血点，盖上无菌纱垫，最后以绷带或三角巾做加压包扎。

（1）若出血点在肢体关节如肘窝、腘窝等处，覆盖纱布后垫以纱布卷或绷带卷,使关节尽量弯曲,然后用绷带或三角巾固定于屈曲位,则可达到止血的目的(图2-58和图2-59)。

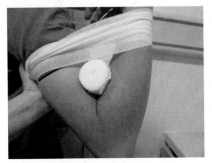

图 2-58 肘窝止血

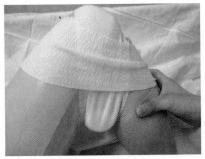

图 2-59 腘窝止血

(2)若出血点在颈部,伤口覆盖无菌方纱后,将对侧上肢抬起作为支点,用绷带或三角巾加压包扎(图2-60)。

(3)若出血点在腋窝,伤口覆盖无菌纱布后垫以纱布卷或绷带卷,以躯干为支点将手臂与躯干紧贴一起用绷带或三角巾加压包扎(图2-61)。

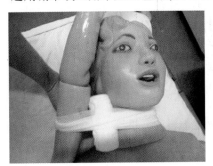

图 2-60 颈部止血

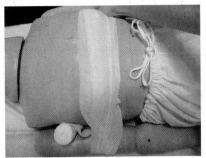

图 2-61 腋窝止血

6. 若遇到四肢大动脉出血,使用上述方法止血无效时一般多采用橡皮条或橡胶管等有弹性的条带。在现场抢救时多采用橡胶管止血带,也可就地取材,如稍宽的布条、三角巾、毛巾等,但禁用绳索等物。

方法:受伤的上肢或下肢,选择上臂或大腿的上1/3处,先用纱布垫衬垫,左手在离带端约10cm处由拇指、示指和中指紧握,使手背向下放在扎止血带的部位,右手持带中段绕伤肢一圈半,然后把带塞入左手的示指与中指之间,左手的示指与中指紧夹一段止血带向下牵拉,使之成为一个活结,外观呈倒"A"形(图2-62和图2-63)。

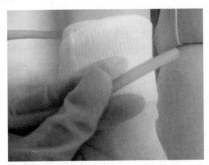

图 2-62 紧夹止血带

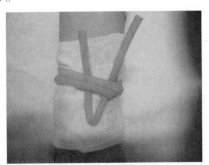

图 2-63 倒"A"形

【评价】

1. 准确找到出血部位,并正确止血。

2. 患者意识情况良好,受伤部位末梢循环良好。

【健康教育】

1. 告知患者注意伤口的保护,避免沾水及用力。

2. 告知患者定期更换伤口敷料,避免伤口感染。

3. 告知患者在饮食上要忌食辛辣等刺激性的食物。

【注意事项】

1. 包扎时左手拿绷带头,右手拿绷带卷,以绷带外面贴近局部皮肤。包扎时应由伤口低处向上,通常是由左向右,从下到上进行缠绕。

2. 扎止血带的部位,上肢应在上臂的上 1/3 处,下肢应在大腿的上 1/3 处,上臂的中 1/3 处不可扎止血带,以防伤及行走于肱骨后面的桡神经,引起上肢麻痹。

3. 扎止血带前应先加衬垫,如纱布、棉垫或毛巾、布巾等,防止止血带勒伤皮肤或软组织。止血带松紧应适宜,以不能触及远端动脉搏动或伤口不再出血为原则。

二、包扎技术

包扎是对伤口进行应急处理的重要措施之一,包扎之前要覆盖创面,包扎松紧要适度,使肢体处于功能位,打结时注意避开伤口。

【目的】

保护伤口,压迫止血,减少感染,减轻疼痛,固定敷料和夹板等。

【评估】

1. 评估患者伤情,患者受伤部位及出血情况。

2. 评估患者受伤部位有无组织外露。

3. 评估受伤部位,以选择相应的包扎用物及包扎方法。

【计划】

1. 护士准备 着装整洁,洗手、戴口罩。

2. 物品准备 0.9%氯化钠溶液 1 瓶,碘伏棉签 1 罐,无菌持物钳 1 把,无菌罐 1 个,无菌方纱或纱垫数块(无菌罐内),绷带 1 卷,三角巾 1 块,胶布 1 卷,污物灌 1 个,手消 1 瓶。

3. 环境准备 保持环境安全、整洁。

4. 核对医嘱,携用物至患者床旁。

5. 辨识患者,向患者及家属解释进行包扎的目的及过程,并取得同意。

【实施】

1. 快速查找伤口,同时决定包扎方法。

2. 检查伤口,用生理盐水冲洗伤口,碘伏棉签消毒创面,用持物钳夹取无菌方纱或纱垫(根据伤口大小),覆盖于伤口上。

3. 根据不同部位选用不同方法开始包扎。

(1) 环形包扎法:卷带环绕肢体数周,每周均呈叠瓦状。多用于手指、腕、踝、颈和额部等(图 2-64 和图 2-65)。

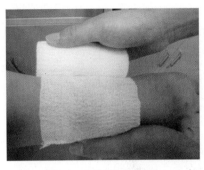

图 2-64　卷带环绕肢体

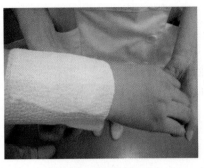

图 2-65　环形包扎法

（2）螺旋包扎法：包扎时作单纯的螺旋形上升或下行，每周覆盖上周的 1/2 宽度。多用于臂、指、躯干等肢体周径近似均等部位较长距离的包扎（图 2-66）。

（3）螺旋反折包扎法：开始行环形法包扎数周，再按螺旋法包扎，但每周反折一次。反折时以左拇指按住卷带上面正中处，右手将绷带反折向下、向后绕并拉紧。注意返折处不要在伤口上或骨隆起处。此法主要用于周径不均匀的肢体，如小腿和前臂等（图 2-67 和图 2-68）。

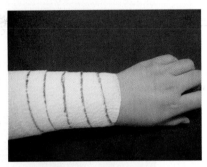

图 2-66　螺旋包扎法

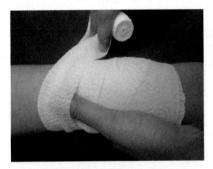

图 2-67　左拇指按住卷带

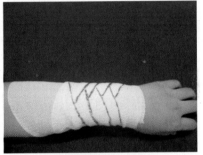

图 2-68　螺旋反折包扎法

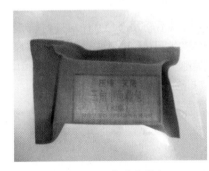

图 2-69　三角巾急救包

（4）三角巾头部包扎法：即封帽式。首先将三角巾平铺，将底边翻折一个宽约 3cm 的边，毛边朝内，把三角巾底边的正中放在伤员眉间上部，顶角经头顶拉到枕部，将底边经耳上向后拉紧压住顶角，然后抓住两个底角在枕部交叉返回到额部中央打结。将顶角收拢向上卷起塞好（图 2-69 至图 2-75）。

（5）大臂悬带法：适用于肘部受伤、骨折。首先将受伤肘部处于屈曲位，将三角巾铺于伤员胸前，顶角对准伤侧肘关节稍外侧，屈曲前臂并压住三角巾，底边二头绕过颈部在颈后打结，缓慢推动伤肘，将手指露出以利于观察末梢循环，肘后顶角处缠绕呈球形塞好。

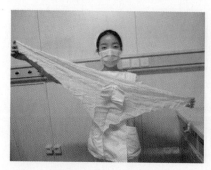

图 2-70　三角巾打开后

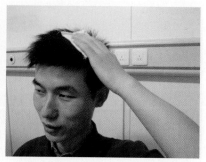

图 2-71　头部受伤

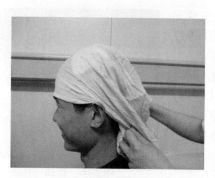

图 2-72　底边在眉间上部

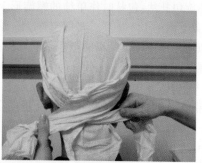

图 2-73　底角枕部交叉

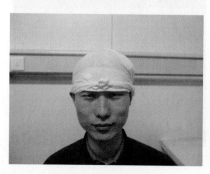

图 2-74　额部中央打结

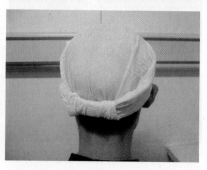

图 2-75　三角巾头部包扎法

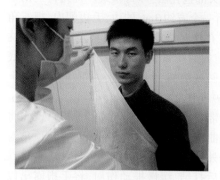

图 2-76　三角巾铺于胸前

注意:顶角要拉紧,以不勒颈部为宜。结打到颈部侧边。正面观察肘部要指尖朝上呈45°角(图2-76至图2-78)。

4. 包扎结束可用胶布固定,或用剩余的绷带从中撕开打结固定。

5. 操作完毕,询问病情。整理用物,洗手记录。

【评价】

1. 包扎的松紧度适宜。

2. 伤肢处于功能位。

3. 伤肢的血液循环良好。

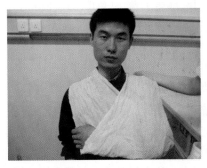

图 2-77　底边在颈后打结

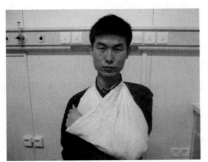

图 2-78　大臂悬带法

【健康教育】

1. 告知患者早期应减少伤肢的活动,必要时制动。

2. 告知患者应定期更换敷料,观察创面情况。

3. 告知患者注意饮食,忌海鲜及辛辣食物。

【注意事项】

1. 如果合并内部脏器的损伤,如肝脾破裂、腹腔内出血、血胸等,则应优先考虑内脏损伤的救治,不能在表面伤口的包扎上耽误时间。

2. 在有出血的情况下,外伤包扎的实施必须以止血为前提。如不及时给予止血,则可造成严重失血、休克,甚至危及生命。

3. 包扎的松紧度要适宜。如果包扎过松,起不到固定的作用,近期就有可能发生出血、疼痛、休克等危险,远期则可能造成畸形愈合和假关节。相反,包扎过紧会影响血液循环,可出现肢体肿胀,或苍白、发绀、发冷、麻木等表现。如不及时放松重新进行恰当的包扎,就有可能造成肢体缺血、坏死。

4. 绷带包扎的注意包扎卷轴绷带前要先处理好患部,并放置敷料。包扎时,展开绷带的外侧头,背对患部,一边展开,一边缠绕。无论何种包扎形式,均应环形起,环形止,松紧适当,平整无褶。最后将绷带末端剪成两半,打方结固定。

5. 结应打在患部的对侧,不应压在患部之上。

三、固 定 技 术

固定技术应用于所有四肢骨折及脊柱损伤、骨盆骨折和四肢广泛软组织损伤的急救。

【目的】

减少伤部活动,减轻疼痛,防止再损伤,便于伤员搬运。

【评估】

1. 评估受伤部位,采取正确固定方法。

2. 评估固定材料是否齐全。

（一）手臂固定法

【计划】

1. 护士准备　着装整洁,洗手,戴口罩。

2. 物品准备　0.9% 氯化钠 1 瓶,碘伏棉签 1 罐,无菌持物钳 1 把,无菌罐 1 个,无菌方纱或纱垫数块(无菌罐内),棉垫 2 块,长短适宜夹板 2 块,绷带 1 卷,三角巾 1 块,胶布 1 卷,污物灌 1 个,手消毒液 1 瓶。

3. 环境准备　保持环境安全、整洁。

4. 核对医嘱,携用物至患者床旁。

5. 辨识患者,向患者及家属解释进行固定的目的及过程,并取得同意。

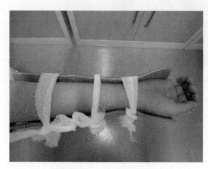

图 2-79　手臂固定法

【实施】

1. 将受伤手臂放于平面处或嘱清醒患者用健侧肢体扶托。前臂曲侧与背侧垫棉垫,取长短适宜夹板放于曲侧与背侧(如只有 1 块夹板时放在前臂背侧),用绷带先在中部捆绑打结固定,然后再在间距均匀处分别用绷带捆绑固定,结均打在一侧(图 2-79)。

2. 绑扎固定后屈肘 90°,用三角巾将前臂悬吊于胸前。

3. 观察末梢血液循环。

4. 操作完毕,询问病情。整理用物,洗手记录。

(二)上臂固定法

【计划】

1. 护士准备　着装整洁,洗手、戴口罩。

2. 物品准备　0.9% 氯化钠 1 瓶,碘伏棉签 1 罐,无菌持物钳 1 把,无菌罐 1 个,无菌方纱或纱垫数块(无菌罐内),棉垫 2 块,长短适宜夹板 2 块,绷带 1 卷,三角巾 1 块,胶布 1 卷,污物灌 1 个,手消 1 瓶。

3. 环境准备　保持环境安全、整洁。

4. 核对医嘱,携用物至患者床旁。

5. 辨识患者,向患者及家属解释进行上臂固定的目的及过程,并取得同意。

【实施】

1. 将伤肢呈屈肘状,嘱清醒患者用健侧肢体扶托。上臂外侧垫棉垫,取 2 块夹板固定,一块放于上臂内侧,另一块放在外侧,用绷带固定。先固定中间,再固定两侧,间距均匀(如只有 1 块夹板,则夹板放于外侧加以固定)。

2. 用三角巾将上肢悬吊于胸前(图 2-80)。

3. 观察末梢血液循环。

4. 操作完毕,询问病情。整理用物,洗手记录。

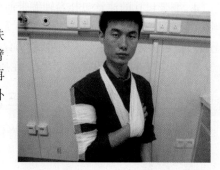

图 2-80　上臂固定法

(三)小腿骨折固定法

【计划】

1. 护士准备　着装整洁,洗手、戴口罩。

2. 物品准备　生理盐水 1 瓶,碘伏棉签 1 罐,无菌持物钳 1 把,无菌罐 1 个,无菌方纱或纱垫数块(无菌罐内),棉垫 4 块,长短适宜夹板 2 块(从大腿中部至脚跟),绷带 2 卷,胶布 1 卷,污物灌 1 个,手消毒液 1 瓶。

3. 环境准备　保持环境安全、整洁。

4. 核对医嘱,携用物至患者床旁。

5. 辨识患者,向患者及家属解释进行小腿固定的目的及过程,并取得同意。

【实施】

1. 将两块夹板置于小腿内外两侧(只有一块放于外侧),其长度应从大腿中段到脚跟;在膝、踝关节垫好纱垫后用绷带分段固定,再将两下肢并拢上下固定,并在脚部用"8"形绷带固定,使脚掌与小腿成直角。无夹板时,可将两下肢并列对齐,在膝、踝部垫好后用绷带分段将两腿固定,再"8"字形绷带固定脚部,使脚掌与小腿成直角(图 2-81 和图 2-82)。

2. 观察末梢血液循环。

3. 操作完毕,询问病情。整理用物,洗手记录。

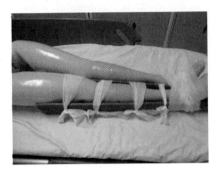
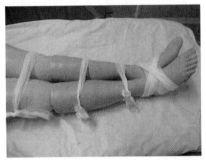

图 2-81　小腿骨折夹板固定　　　　图 2-82　小腿骨折健肢固定

(四) 锁骨骨折固定法

【计划】

1. **护士准备**　着装整洁,洗手、戴口罩。

2. **物品准备**　0.9% 氯化钠 1 瓶,碘伏棉签 1 罐,无菌持物钳 1 把,无菌罐 1 个,无菌方纱或纱垫数块(无菌罐内),棉垫 2 块,绷带 3 卷,三角巾 3 块,胶布 1 卷,污物罐 1 个,手消毒液 1 瓶。

3. **环境准备**　保持环境安全、整洁。

4. 核对医嘱,携用物至患者床旁。

5. 辨识患者,向患者及家属解释进行锁骨固定的目的及过程,并取得同意。

【实施】

1. **"8"字形绷带固定法**　患者取坐位,两腋下各置纱垫,用绷带从患侧肩后经腋下,绕过肩前上方。横过背部,绕对侧腋下,经肩前上方,绕回背部至患侧腋下。包绕 8～12 层,包扎后,用三角巾悬吊患肢于胸前(图 2-83)。

2. **三角巾固定法**　患者取坐位,挺胸,双肩向后,两侧腋下放置纱垫,用两块三角巾分别绕肩两周打结,然后将三角巾结在一起,前臂屈曲用三角巾固定于胸前(图 2-84)。

3. 操作完毕,询问病情。整理用物,洗手记录。

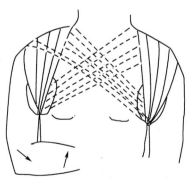

图 2-83　锁骨绷带固定法

【评价】

1. 伤肢固定松紧度适宜。

2. 夹板长短合适。

3. 伤肢固定有效。

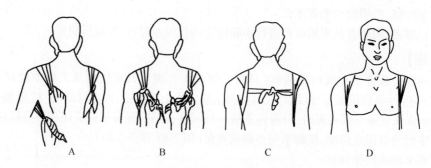

图 2-84 锁骨三角巾固定法

A.用两块三角巾分别绕肩 2 周打结;B、C.将三角巾结在一起;D.三角巾固定后(正面)

4. 伤肢血液循环良好。

【健康教育】

1. 告知患者伤肢避免沾水,用力。必要时绝对卧床休息。

2. 告知患者早期减少伤肢活动,防止关节异位畸形。

3. 告知患者皮肤瘙痒时避免挠抓,以免引起感染。

4. 指导患者饮食注意忌辛辣。

【注意事项】

1. 有伤口和出血时,先止血、包扎伤口,然后再固定骨折。如有休克,应先进行抗休克治疗。

2. 骨折临时固定的目的,只是为了制动,保证伤员安全运送。因此,对骨折畸形不要整复,只作一般矫正后固定即可。在处理开放性骨折时,不要把刺出的骨折端送回伤口,以免加重污染。

3. 夹板的长度和宽度,要与伤肢相称,它的长度应超过骨折部的上、下两个关节。

4. 夹板不要与皮肤直接接触,要用棉花或代用品垫在夹板和皮肤之间,尤其要垫好夹板两端、骨突部和空隙部位,以防局部不适。

5. 上夹板时,除固定骨折的上、下两端外,还要固定上、下两关节,以保证骨折部的固定。

6. 固定要牢固可靠,不可过松或过紧。

7. 四肢骨折固定时,要露出指(趾)端,以便观察血液循环。

四、搬 运 技 术

搬运技术是指伤员经过现场初步急救处理后,尽快用合适的方法和震动小的交通工具将伤员送到医院去作进一步诊治的过程。搬运过程中要随时注意观察伤员的伤情变化。常用搬运方法有徒手搬运、担架搬运、两人徒手搬运法。

【目的】

使伤病员迅速脱离危险地带,纠正当时影响伤病员的病态体位,以减少痛苦,避免再受伤害,安全迅速地送往理想的医院治疗,以免造成伤员残疾。

【评估】

1. 评估患者伤情。

2. 评估受伤部位以选择相应搬运工具。

【计划】

1. 护士准备 着装整洁,洗手、戴口罩。

2. 物品准备　担架 1 副,颈托 1 副或纱袋 2 个,固定带 5 根或绷带 3 卷,三角巾 2 块。

3. 环境准备　保持环境安全、整洁。

4. 核对医嘱,携用物至患者床旁。

5. 辨识患者,向患者及家属解释进行搬运的目的及过程,并取得同意。

【实施】

1. 单人搬运法

(1) 扶行法:适宜清醒,没有骨折,伤势不重,能自己行走的伤病者(图 2-85)。

步骤:救护者站在身旁,将其一侧上肢绕过救护者颈部,用手抓住伤病者的手,另一只手绕到伤病者背后,搀扶行走。

(2) 背负法:适用老幼、体轻、清醒的伤病者(图 2-86)。

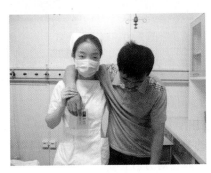
图 2-85　单人扶行法

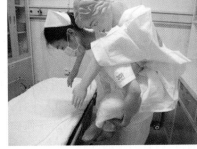
图 2-86　单人背负法

步骤:救护者背向伤病者蹲下,让伤员将双臂从救护员肩上伸到胸前,两手紧握。救护员抓住伤病者的大腿,慢慢站起来。如有上、下肢,脊柱骨折不能用此法。

(3) 抱持法:适于年幼伤病者,体轻者没有骨折,伤势不重者。是短距离搬运的最佳方法(图 2-87)。

步骤:救护者蹲在伤病者的一侧,面向伤员,一只手放在伤病者的大腿下,另一只手绕到伤病者的背后,然后将其轻轻抱起。如有脊柱或大腿骨折禁用此法。

2. 双人搬运法

(1) 轿杠式:适用清醒伤病者。

步骤:两名救护者面对面各自用右手握住自己的左手腕。再用左手握住对方右手腕,然后,蹲下让伤病者将两上肢分别放到两名救护者的颈后,再坐到相互握紧的手上。两名救护者同时站起,行走时同时迈出外侧的腿,保持步调一致(图 2-88)。

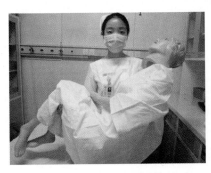
图 2-87　单人抱持法

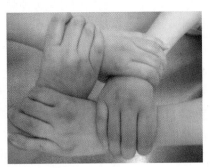
图 2-88　双人轿杠式

（2）椅式：适用清醒伤病者（图2-89）。

步骤：急救者二人手臂交叉，呈坐椅状。

（3）双人拉车式：适于意识不清的伤病者（图2-90）。

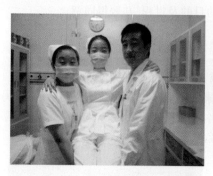

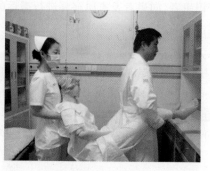

图2-89　双人椅式　　　　　　　　　图2-90　双人拉车式

步骤：将伤病者移上椅子、担架或在狭窄地方搬运伤者。两名救护者，一人站在伤病者的背后将两手从伤病者腋下插入，把伤病者两前臂交叉于胸前，把伤病者抱在怀里，另一人反身站在伤病者两腿中间将伤病者两腿抬起，两名救护者一前一后地行走。

3. 三人或四人搬运法　三人或四人平托式适用于脊柱骨折的伤者。

（1）三人异侧运送：两名救护者站在伤病者的一侧，分别在肩、腰、臀部、膝部，第三名救护者可站在对面，伤病者的臀部，两臂伸向伤员臀下，握住对方救护员的手腕。三名救护员同时单膝跪地，分别抱住伤病者肩、后背、臀、膝部，然后同时站立抬起伤病者（图2-91 和图2-92）。

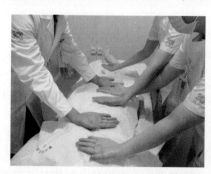

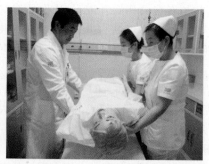

图2-91　三人搬运手法　　　　　　　图2-92　三人异侧运送

（2）四人搬运法：四人分别站于担架的四角，面朝一方。均将靠近担架的内侧膝盖跪地，由头部固定者发令"起身"与"走"，同时先迈外侧脚。

【评价】

1. 搬运方式正确，有效。

2. 伤肢保护稳妥。

3. 担架搬运时固定牢固。

【健康教育】

1. 告知患者消除紧张情绪，以取得配合。

2. 告知患者在搬运过程中减少活动，确保伤肢的固定及搬运安全。

【注意事项】

1. 移动伤者时,首先应检查伤者的头、颈、胸、腹和四肢是否有损伤,如果有损伤,应先做急救处理,再根据不同的伤势选择不同的搬运方法。

2. 病(伤)情严重、路途遥远的伤病者,要做好途中护理,密切注意伤者的神志、呼吸、脉搏以及病(伤)势的变化。

3. 上止血带的伤者,要记录上止血带和放松止血带的时间。

4. 搬运脊椎骨折的伤者,要保持伤者身体的固定。颈椎骨折的伤者除了身体固定外,还要有专人牵引固定头部,避免移动。

5. 用担架搬运伤者时,一般头略高于脚,休克的伤者则脚略高于头。行进时伤者的脚在前,头在后,以便观察伤者情况。

6. 用汽车、大车运送时,床位要固定,防止启动、刹车时晃动使伤者再度受伤。

第三节 营养支持技术

营养支持是指在饮食摄入不足或不能进食的情况下,通过肠内或肠外途径补充或提供维持人体必需的营养素。本节主要介绍鼻饲技术、全肠外营养配置技术、全肠外营养输注技术。

一、鼻饲技术

鼻饲技术是将导管(图 2-93 和图 2-94)经鼻腔插入胃内,从管内灌注流质食物、水分和药物的方法。

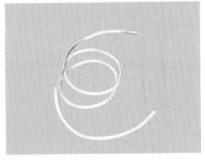
图 2-93 普通鼻胃管

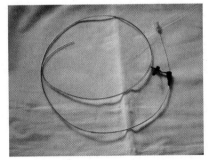
图 2-94 内置导丝的鼻胃管

【目的】

1. 经鼻胃管途径维持患者所需营养和能量。

2. 经鼻胃管途径给予患者治疗。

【评估】

1. 评估患者的病情、年龄、意识状态与合作程度。

2. 评估患者鼻腔黏膜有无肿胀、炎症,有无鼻腔狭窄、息肉。

【计划】

1. **护士准备** 着装整洁,洗手,戴口罩。

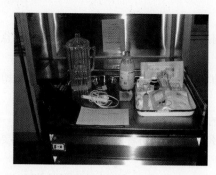

图 2-95　准备用物

2. 物品准备（图 2-95）

（1）备好鼻饲盘：包括无菌治疗巾、弯盘、纱布、注射器、棉签、液状石蜡、压舌板、胶布、手套、听诊器、温开水、鼻饲管（检查鼻饲管的有效期，密闭性，管路是否完好无破损）。

（2）备好治疗车，快速手消液等。

（3）根据医嘱单备好鼻饲饮食、药物。

3. 环境准备　保持环境安全、整洁。

4. 核对医嘱，携用物至患者床旁。

5. 辨识患者，向患者及家属解释进行鼻饲的目的及过程，并取得同意。

【实施】

1. 摆放体位　协助患者取坐位、半坐位，昏迷患者平卧位，颌下垫治疗巾，清洁鼻腔，戴手套。

2. 测量管长度　成人 45～55cm，耳垂—鼻尖—剑突体表标志测量胃管留置长度（图 2-96）。

3. 留置鼻饲管　润滑鼻饲管前端，由一侧鼻孔插入 14～16cm 处，嘱患者做吞咽动作直至到达预定长度。

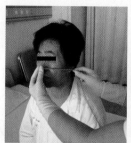
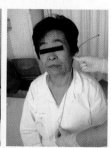

图 2-96　测量留置鼻胃管的长度

4. 检查鼻饲管是否在胃内（抽吸胃液、注气听气过水声、鼻胃管尾端置于水碗中观察有无气泡溢出），并妥善固定鼻饲管，在鼻胃管的尾端做标志，写上留置时间及深度。

5. 核对医嘱，温开水 20ml 冲洗鼻饲管后注入鼻饲液。

6. 操作中观察患者的反应，鼻饲后温水 20～50ml 温开水冲洗管腔。

7. 拔管　核对，解释，戴手套，弯盘置于患者颌下，管末端放于弯盘内，嘱患者深呼吸，一手拿纱布，一手将鼻饲管在患者呼气时拔出。

8. 为患者清洁鼻腔和面部。

9. 整理用物，洗手，做好护理记录。

【评价】

1. 过程顺利，患者通过鼻饲获得基本的蛋白质、热能和水等。

2. 患者通过鼻饲给药后症状得以缓解。

【健康教育】

1. 告知患者留置鼻饲管的必要性。

2. 告知患者留置鼻饲管后预防并发症的方法。

3. 告知患者防止鼻饲管脱出的自我防护事项。

【注意事项】

1. 置管时动作要轻柔，避免损伤黏膜。

2. 置管过程中患者如出现呛咳，呼吸困难等不适，立即拔出。

3. 昏迷患者置管时，应将患者头向后仰，当鼻饲管插入会厌部约 15cm 时，左手托起头部，使下颌靠近胸骨柄，加大咽部通道的弧度，使管端沿后壁滑行，插至所需长度（图 2-97）。

4. 鼻饲前确定鼻饲管头端的位置。

5. 鼻饲饮食前抽取胃潴留内容物,并且鼻饲前后用温开水冲管,每次鼻饲量不超过200ml,温度为38～40℃,鼻饲后维持原卧位20～30分钟。

6. 使用肠内营养泵时可在近端使用加温器。

7. 长期鼻饲患者每天进行口腔护理2～3次。

8. 鼻饲管每月应更换一次。

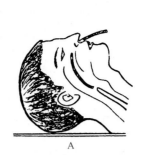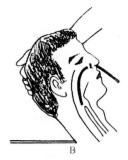

图2-97 昏迷患者置管方法

A. 使患者头向后仰;B. 抬高头部增大咽喉通道的弧度

二、全肠外营养配制技术

全肠外营养(TPN)是指从静脉供应患者机体所需要的全部营养要素,包括糖类、氨基酸、脂肪、维生素、电解质、微量元素及水分等,使患者在不进食的情况下仍可维持良好的营养状况,体重增加,促进创伤愈合。配制就是指将各种营养物质在无菌条件下混合成全合一营养袋,俗称3L袋(图2-98至图2-100)。

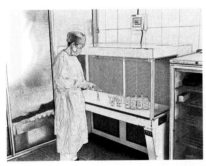

图2-98 洁净台

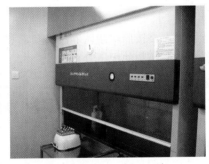

图2-99 洁净台

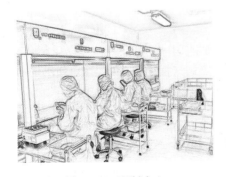

图2-100 配制中心

【目的】

1. 为患者提供均衡全面的肠外营养制剂。

2. 满足患者治疗所需的营养和热量。

【评估】

1. 评估药液安全性及3L袋的密闭性,有效期等。

2. 评估配液室环境是否符合配制条件,有无层流台、洁净台等设施。

【计划】

1. **护士准备** 洗手、更鞋、戴口罩、帽子、手套、穿连体工作服后进入配制间。

2. **物品准备**

(1)治疗盘,一次性注射器,砂轮,锐器盒,网套,3L袋,药液。

(2)医疗垃圾袋、生活垃圾袋和锐器盒等。

(3)医嘱单。

3. 环境准备　配液中心、配制间、洁净台的准备符合要求。

4. 核对医嘱。

【实施】

1. 两人核对医嘱单与药液。

2. 水溶性维生素(水乐维他)和脂溶性维生素(维他利匹特)加入脂肪乳剂中。

3. 甘油磷酸钠(格利福斯)加入葡萄糖或者微量元素(安达美,氯化钾,氯化钙,硫酸镁)加入葡萄糖液体中。

4. 微量元素(安达美,氯化钾,氯化钙,硫酸镁)加入氨基酸或者甘油磷酸钠(格利福斯)加入氨基酸液体中。

5. 最后先将葡萄糖组和氨基酸组导入3L袋,再将脂肪乳组导入。

6. 3L袋可容纳3500ml液体,应边配制边轻轻混摇,混摇次数大于20次为宜。最后加入胰岛素。

7. 保留安瓿,核对并签字,记录配制日期、时间、护士姓名。

【评价】

1. 药液不剩余、不溢漏、不污染。

2. 安全运送交接。

3. 配制后能及时输注。

【健康教育】

1. 指导护士严格按照配制营养液的要求和步骤进行无菌操作。

2. 告知护士各药物的配伍禁忌。

【注意事项】

1. 安达美与维生素C、丙氨酰谷氨酸胺(力太、唐悦)、格利福斯、谷氨酸钠、精氨酸、门冬氨酸钾镁等有配伍禁忌。

2. 格利福斯与葡萄糖酸钙有配伍禁忌。

3. 维生素C与胰岛素、谷氨酸钠、精氨酸等有配伍禁忌。

4. 非磷电解质包括:钠盐(氯化钠、谷氨酸钠),钾盐(氯化钾、门冬氨酸钾镁),镁盐(硫酸镁、门冬氨酸钾镁),钙盐(葡萄糖酸钙)等。

5. 应先导入磷后导入钙。

6. 不同注射器用于不同药物的配制,摇匀后再按顺序加入3L袋内。

7. 配制完成后一定要排气,观察3L袋有无漏液、变色、沉淀、脂肪分层等现象。如发生上述现象,切勿使用,需重新配制。

8. 运送、存放和应用时防3L袋损伤。

三、全肠外营养输注技术

全肠外营养输注技术是肠外营养的必要保证,是指患者所需的全部营养通过静脉的方式输注给患者,满足患者的机体需要。输入营养液有三种途径:经外周静脉的肠外营养、经中心静脉的肠外营养、经外周静脉至中心静脉的肠外营养(图2-101和图2-102)。

【目的】

1. 通过静脉途径满足营养不良或有营养不良可能的外科围术期患者的机体需要,促进患者的康复。

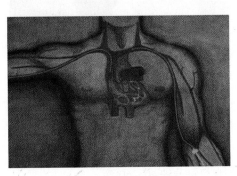

图 2-101 肠外营养途径

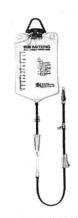

图 2-102 肠外营养输注装置

2. 为无胃肠道功能或胃肠道功能不全的患者提供能量和营养物质。

【评估】

1. 评估患者的病情,禁食时间。

2. 评估患者输注管路的留置情况。

【计划】

1. 护士准备 着装整洁,洗手,戴口罩。

2. 用物准备 治疗车,治疗盘,生理盐水,一次性注射器,治疗巾,输液泵、"全合一"混合袋等,手消液,医嘱单。

3. 环境准备 病室整洁安静,半小时内无扬尘,温度适宜,光线充足,滞留人员少,适宜操作。

4. 核对医嘱,携用物至患者床旁。

5. 辨识患者,向患者及家属解释技术执行的目的及过程,并取得同意。

【实施】

1. 协助患者取舒适卧位,充分暴露静脉穿刺部位。

2. 全肠外营养液挂于输液架上,并排气(图 2-103)。

3. 安尔碘螺旋消毒留置针正压接头 2 遍(图 2-104)。

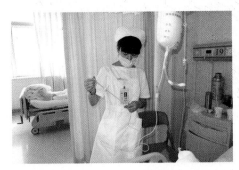

图 2-103 悬挂营养袋并排气

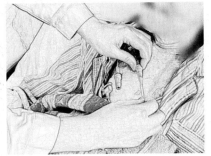

图 2-104 消毒留置针接头

4. 用 0.9% 氯化钠冲管(图 2-105),观察患者穿刺局部是否有胀痛及液体外渗。

5. 再次排气,核对,将输液器与正压接头相接(图 2-106)。

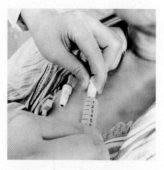
图 2-105　注入 0.9% 氯化钠溶液

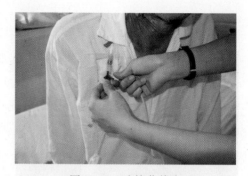
图 2-106　连接营养液

6. 调节滴速　根据患者的病情调节滴速,常规每分钟 40～60 滴。

7. 再次核对,整理床单位。

8. 整理用物,洗手,签字,并记录输注肠外营养液的时间。

【评价】

1. 输注过程安全顺利,留置针通畅。

2. 患者未诉不适。

3. 未发生空气栓塞、静脉血栓、输液反应、导管感染等并发症。

【健康教育】

1. 告知患者在输注全肠外营养过程中,不要随便调节速度。

2. 告知患者留置针期间的自我防护要点。

3. 告知患者在输注全肠外营养过程中感到心慌、头晕、憋气、发热等不适时按信号灯及时呼叫医护人员。

【注意事项】

1. 注意安排好患者液体的输注次序和时机(如需急诊手术、复查血气分析的患者最好暂缓输注)。

2. 患者出现发热时应警惕导管败血症。

3. 全胃肠外营养液的输入速度一般不宜过快,输入种类应保持恒定,不应突然换用无糖溶液,以防体内胰岛素过多造成低血糖,并注意有无异性蛋白输入引起过敏反应。

4. 深静脉插管只用于输营养液,另选周围静脉给药、抽血化验、输血等用,并应防止回血,避免堵塞导管,输注结束后用 0.9% 氯化钠冲管,正压封管。

5. 为防止"全合一"混合袋中胰岛素漂浮和附壁吸附、胰岛素浓度不均、输注后期造成患者低血糖,可定时轻摇"全合一"混合袋。

6. 配制好的"全合一"混合袋及时输注,不要放置时间过长。超过 24 小时停止继续输注。

第三章

普通外科常用护理技术

第一节　乳腺疾病的护理技术

常见的乳腺疾病包括急性乳腺炎、乳腺良性肿块、乳腺癌等,本节主要介绍乳房的自我检查和乳腺癌患侧肢体术后的康复锻炼。

一、乳房的自我检查方法

乳房自检是女性通过采用正确的检查手法在最佳时间(即月经来潮后 9 ~ 11 天)进行乳房自我检查以发现异常情况的一种简便易行、安全无创伤的乳房自我检查方法。

【目的】

早期发现乳房病灶。

【评估】

1. 评估环境的隐蔽性及自我保护情况。

2. 评估乳房自我检查的时间是否正确　最佳时间在月经来后 7 ~ 10 天内,每月固定 1 天。

【计划】

1. 护士准备　着装整洁,洗手,戴口罩。

2. 用物准备　一面镜子(面积可以照射上半身)。

3. 环境准备　关闭门窗,室温适宜,隔离帘遮挡。

【实施】

1. 视诊

(1) 自我检查者面对镜子站立,脱去上衣,观察双侧乳房大小、双侧乳头方向及位置是否一致。将双手叉腰,用力支撑髋部,使胸肌紧张后检查乳房有无变化(图 3-1)。

(2) 两手掌相握,两臂高举伸直至头顶观察双侧乳房皮肤是否红肿、凹陷(图 3-2)。

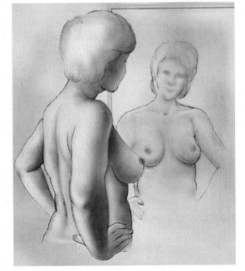

图 3-1　双手叉腰

2. 触诊　乳腺正常表现是柔软、无肿块、无硬结、无触痛感。

(1) 三指靠拢伸平,用指腹部位以适当力度按压、滑动、螺旋式按摩乳房(图 3-3)。

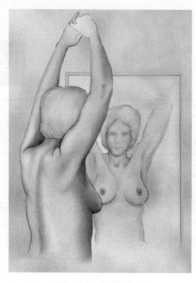

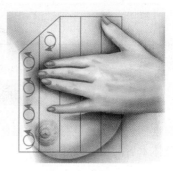

图 3-2　手掌相握　　　　　图 3-3　三指触诊法

（2）检查整个乳房组织，包括乳腺尾叶及两侧腋窝，注意有无肿大淋巴结（图 3-4）。

（3）平卧位检查乳房时肩后垫高，检查右乳时可将右手枕在头下，便于左手检查（图 3-5）。

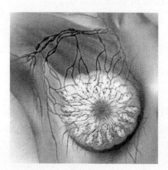

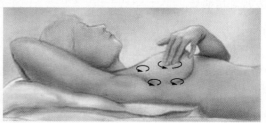

图 3-4　乳房及淋巴结　　　　　图 3-5　平卧检查

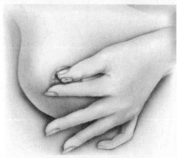

（4）拇指及示指挤压乳头，注意有无液体流出，乳头下方有无肿块（图 3-6）。

【评价】

1. 环境隐蔽。

2. 乳房自检方法正确。

【健康教育】

1. 告知乳房自我检查的意义。

2. 传授自查方法。

图 3-6　乳头检查

【注意事项】

触诊检查时避免抓捏乳房，检查由乳房外周开始，以圆圈状触诊方式向内移动，直至触到乳头处。

二、乳腺癌患侧肢体术后康复训练法

乳腺癌患侧肢体术后康复训练是为了防止乳腺癌根治术后腋窝周围瘢痕挛缩、肌肉萎缩和关节强直,避免挛缩的瘢痕组织压迫腋静脉,可以减轻腋静脉回流受阻,同时促进患肢的血液循环,增加淋巴回流,缩短上肢功能恢复时间,提高患者生活自理能力和工作能力。

【目的】

降低淋巴水肿的发生率,促进手臂功能恢复。

【评估】

1. 评估患者伤口恢复及身体耐受的情况。

2. 评估环境是否安全、安静。

【计划】

1. **护士准备**　着装整洁,洗手,戴口罩。

2. **环境准备**　关闭门窗,室温适宜,隔离帘遮挡。

3. 核对医嘱,指导患者术后患肢功能锻炼。

4. 辨识患者,向患者及家属解释康复训练的目的及过程,并取得同意。

【实施】

1. 术后1~7天进行患侧上肢肘、腕、手指的活动。

（1）手指运动:术后1~3天可做伸指,握拳锻炼(图3-7和图3-8)。

（2）手腕运动:术后1~3天手腕内外交替旋转、屈伸(图3-9)。

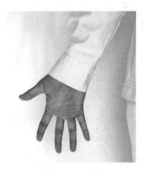　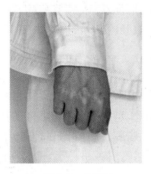　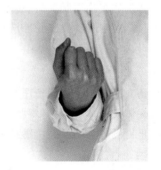

图3-7　伸指　　　　　图3-8　握拳　　　　　图3-9　屈腕

2. 术后3~7天继续以上项目,同时增加肘部屈伸运动(图3-10)。

3. **肩部活动**　术后7~10天进行肩部活动,健侧手臂置于患侧手臂下方,用健侧手臂托举患侧手臂抬高至与肩高度一致(图3-11)。

4. 术后11天以上,伤口愈合拆线后无积液、引流管拔除后,可逐步增加锻炼强度。

（1）手指爬墙:患侧手放在墙壁上,逐步上移达到最高点后下移,直至患侧手臂高举程度恢复至术前肢体水平(图3-12)。

（2）患侧手臂越过头顶摸触对侧耳部(图3-13)。

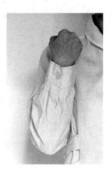

【评价】

患侧手臂高举程度恢复至术前肢体水平,无肌肉萎缩及瘢痕挛缩发生。

图3-10　肘部屈伸

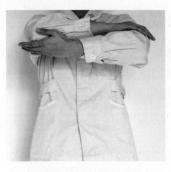 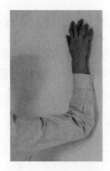 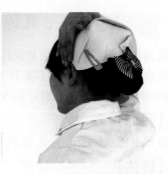

图 3-11　肩部活动　　　　图 3-12　爬墙锻炼　　　　图 3-13　手指触及耳郭

【健康教育】

1. 告知患者伤口引流管未拔除前或伤口愈合不良不宜上举,应遵医嘱适当推迟上肢外展上举的活动时间。

2. 告知患者及家属康复训练的重要性,锻炼应循序渐进、持之以恒。

【注意事项】

1. 患肢功能锻炼需循序渐进,以免影响伤口愈合。

2. 运动要有一定强度,以酸痛但尚能忍受为宜,每日都有进展。

第二节　腹部疾病的护理技术

腹部疾病包括胃肠疾病、腹外疝、肝胆疾病、胰腺疾病、腹部损伤等。本节主要介绍胃肠减压技术、腹带包扎技术、腹腔冲洗技术、肠内营养的管饲护理技术、结肠造口护理技术等。

一、胃肠减压技术

胃肠减压技术是利用负压吸引和虹吸的原理,将胃管自鼻腔插入,通过胃管将积聚于胃肠道内的气体及液体吸出,对胃肠梗阻患者可减低胃肠道内的压力和膨胀程度,对胃肠道穿孔患者可防止胃肠内容物经破口继续漏入腹腔,并有利于胃肠吻合术后吻合口的愈合。

【目的】

1. 解除或者缓解肠梗阻所致的症状。

2. 胃肠道手术的术前准备。

3. 术后吸出胃肠内气体和胃内容物,促进消化功能的恢复。

【评估】

1. 评估患者合作程度。

2. 评估患者有无消化道狭窄或食管静脉曲张,鼻腔是否通畅,口腔有无义齿,鼻腔及插管周围皮肤、口腔黏膜情况。

【计划】

1. **护士准备**　着装整洁,洗手,戴口罩,戴手套。

2. 用物准备

（1）治疗车上层

1）治疗盘内用物：胃管 2 根、治疗碗、镊子 1 把；必要时备压舌板 1 根、弯盘 1 个、50ml 注射器 1 个；治疗巾 1 块、纱布 2 块。

2）治疗盘外用物：液状石蜡，棉签，胶布，别针，手电，听诊器。

（2）治疗车下层：医疗垃圾桶、生活垃圾桶（图 3-14）。

3. 环境准备　关闭门窗，室温适宜，隔离帘遮挡。

4. 核对医嘱，携用物至患者床旁。

5. 辨识患者，向患者及家属解释胃肠减压的目的及过程，并取得同意。

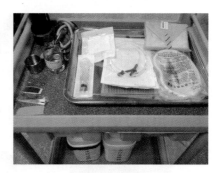

图 3-14　准备用物

【实施】

1. 协助患者取舒适卧位，昏迷患者取去枕平卧位。

2. 颌下铺治疗巾，酌情取义齿，置弯盘于口角旁。

3. 选择通气侧鼻腔，用湿棉签清洁鼻腔（图 3-15）。

4. 测量插管长度，从发际至胸骨剑突处的距离（图 3-16）。

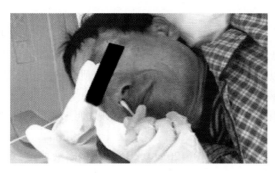

图 3-15　清洁鼻腔

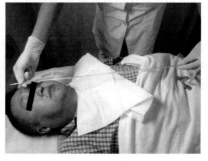

图 3-16　测量长度

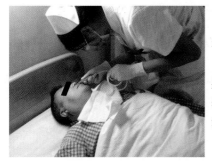

图 3-17　插入胃管

5. 液状石蜡纱布润滑胃管，沿一侧鼻孔轻插入（图 3-17）。

6. 当导管插至咽喉部（距门齿 14～15cm 处）时嘱患者做吞咽动作，随后迅速将胃管插入至预定长度。

7. 检查胃管是否在胃内，在胃内的表现为：将末端接注射器，可抽出胃液；用注射器从胃管注入 10ml 空气，用听诊器在胃部可听到气过水声；将胃管末端放入盛水碗中，无气泡逸出（图 3-18）。

8. 固定胃管，注明胃管留置时间和长度（图 3-19）。

9. 将胃管连接负压吸引装置，观察引流液的颜色、性质和量（图 3-20）。

10. 拔管时，先将负压吸引装置与胃管分离，捏紧胃管末端，嘱患者吸气并屏气，迅速拔管。

【评价】

1. 插管深度合适，胃管在胃内。

2. 胃管和负压引流管连接紧密无误，固定稳妥。

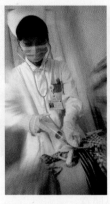
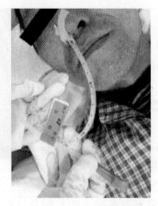
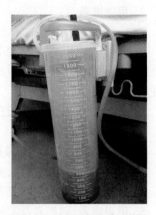

图 3-18　检查胃管是否在胃内　　图 3-19　固定、标记胃管　　图 3-20　胃肠减压吸引装置

3. 患者无食管黏膜损伤、出血或其他并发症。

4. 胃液引流通畅。

【健康教育】

1. 告知患者留置胃肠减压管期间禁止饮水和进食,保持口腔清洁。

2. 告知患者预防胃管脱出的方法。

【注意事项】

1. 昏迷患者留置胃管时去枕后先将患者头部后仰,以免胃管误入气管。当胃管插入 15cm 时,将患者头部托起,使下颌靠近胸骨柄,以增大咽喉部通道的弧度,使胃管顺利通过会厌部。

2. 插管时动作轻稳,以免损伤食管黏膜。

3. 插管时如患者出现恶心,应嘱患者深呼吸,暂停片刻后插入;如出现呛咳、呼吸困难、发绀等情况,应立即拔出,休息片刻后重新插入。

4. 保持胃管通畅和有效负压,定时向胃管内注入 10～20ml 0.9% 氯化钠溶液冲管,观察引流物的颜色、性质、量,记录 24 小时引流总量。

5. 经胃管给药时,先将药片碾碎溶解后注入,并用温水冲洗胃管,夹闭 30 分钟。

6. 加强口腔护理,保持呼吸道湿润和通畅,必要时给予雾化吸入。

二、腹带包扎技术

腹带包扎技术是指用腹带包扎腹部,以减轻腹部张力,保护创口,减轻疼痛等。临床主要用于开腹手术后、创伤、腹壁疝加压包扎等。

【目的】

减轻腹部张力,保护创口,减轻疼痛。

【评估】

1. 评估患者合作程度、腹围大小。

2. 评估患者腹部皮肤、伤口敷料、伤口渗出情况及各种引流管位置。

3. 评估患者是否有腹带包扎经历、对操作的耐受水平。

【计划】

1. 护士准备　着装整洁,洗手,戴口罩。

2. **用物准备** 根据患者腹围大小选择合适型号的腹带(图3-21)。

3. **环境准备** 关闭门窗,室温适宜,隔离帘遮挡。

4. 核对医嘱,携用物至患者床旁。

5. 辨识患者,向患者及家属解释腹带包扎的目的及过程,并取得同意。

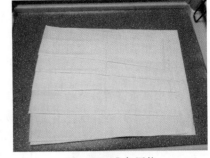

图3-21 准备用物

【实施】

1. 如病情允许,协助患者取平卧位。

2. 将腹带穿过患者腰部,平铺于床上。

3. 两侧腹带条,一条压一条左右交替包扎患者腹部(图3-22)。

4. 将最后2根腹带条贴紧腹部打结并整理平整(图3-23)。

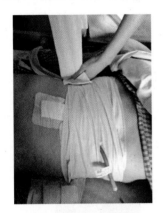

图3-22 包扎腹带

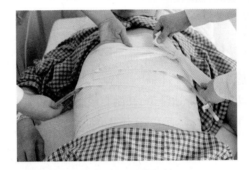

图3-23 腹带打结

【评价】

1. 腹带松紧度适宜,患者无不适主诉。

2. 引流管、造口从腹带的合适位置穿出且无打折。

【健康教育】

告知患者如感觉腹带过紧、松脱、污染应及时告知护士。

【注意事项】

1. 腹带包扎松紧适宜,以可伸进一指为宜,如松脱或移位应及时整理。

2. 腹带打结时避开伤口、引流管和造口的位置,并避开身体侧面。

3. 引流管从腹带条间穿出,避免在腹带内打折。

三、腹腔冲洗技术

腹腔冲洗技术是指用腹腔冲洗液对腹腔进行机械清洗的技术,通过彻底清除腹腔内坏死组织、渗液、积血和脓液,从而减少腹腔内细菌数量,去除毒性物质,减少肠粘连和脓肿的形成因素,降低伤口感染率和死亡率。

【目的】

1. 预防、治疗腹腔感染。

2. 经腹腔给药。

【评估】

1. 评估患者合作程度。

2. 评估患者腹腔引流管是否通畅。

【计划】

1. **护士准备**　着装整洁、洗手、戴口罩。

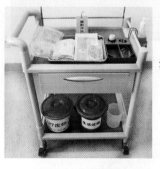

图 3-24　准备用物

2. **物品准备**

（1）治疗车上层

1）治疗盘内用物：无菌手套，治疗巾，0.9% 氯化钠 1000ml，输液器。

2）治疗盘外用物：腹腔冲洗标识。治疗盒内用物：棉签，安尔碘。

（2）治疗车下层放医疗垃圾桶、生活垃圾桶、量杯（图3-24）。

3. **环境准备**　环境宽敞、整洁、安静。

4. 核对医嘱，携用物至患者床旁。

5. 辨识患者，向患者及家属解释腹腔冲洗的目的及过程，并取得同意。

【实施】

1. 帮助患者取舒适卧位，暴露腹腔引流管置管（图3-25）。

2. 悬挂冲洗液，标志清楚（图3-26）。

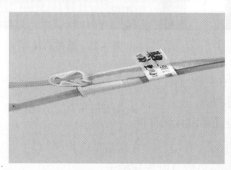 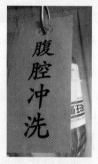

图 3-25　腹腔冲洗引流管　　　图 3-26　悬挂标志

3. 铺无菌治疗巾、戴无菌手套。

4. 消毒引流管置管接口，连接冲洗液（图3-27）。

5. 打开输液器开关，调节冲洗速度。

6. 整理床单位、清理用物，做好记录。

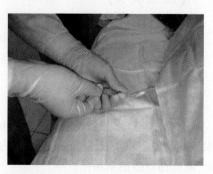

图 3-27　连接冲洗液

【评价】

1. 腹腔引流管通畅。

2. 操作方法正确，遵循无菌原则。

【健康教育】

1. 告知患者及家属行腹腔冲洗的意义和重要性。

2. 告知患者在改变体位或活动时，避免引流管受压和滑脱。

【注意事项】

1. 保持引流管处敷料干燥,保护引流管处皮肤。

2. 腹腔冲洗的管路应与输液管路区别标识,切勿混淆。

3. 如连接负压吸引,保持通畅,避免压力过大。

四、肠内营养的管饲护理技术

肠内营养是经胃肠道提供代谢需要的营养物质及其他各种营养素的营养支持方式。包括鼻胃管、鼻十二指肠管、鼻空肠管和胃空肠造瘘管等。对不能经口进食的患者,从肠内营养管饲通路灌入流质食物,保证患者摄入足够的营养、水分和药物。

【目的】

对不能经口进食的患者给予肠内营养支持。

【评估】

1. 评估患者合作程度,营养状况。

2. 评估患者肠内营养管饲通路情况,输注方式,患者有无误吸风险,有无腹部不适及腹泻、便秘等并发症。

【计划】

1. 护士准备　着装整洁,洗手,戴口罩。

2. 用物准备

（1）治疗车上层:清洁治疗盘内有营养管、无菌手套1副;盘外有肠内营养液、营养泵、0.9%氯化钠溶液或温开水、50ml注射器1个、营养泵固定架。

（2）治疗车下层:医疗垃圾桶、生活垃圾桶(图3-28)。

3. 环境准备　关闭门窗,室温适宜。

4. 核对医嘱,携用物至患者床旁。

5. 辨识患者,向患者及家属解释管饲的目的及过程,并取得同意。

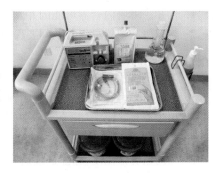

图3-28　准备用物

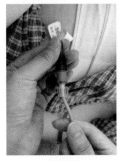

图3-29　连接管饲通路

【实施】

1. 给予肠内营养

（1）将营养泵管与肠内营养液连接并排气后,将泵管安装入肠内营养泵内,另一端与肠内营养管饲通路连接(图3-29)。

（2）用适量温开水冲洗肠内营养管(图3-30)。

（3）打开肠内营养泵,调节流速和输入总量,开始输注(图3-31)。

2. 输注中冲管

（1）暂停肠内营养泵。

（2）抽取10~20ml 0.9%氯化钠或温开水。

（3）打开肠内营养管给药口帽,反折肠内营养管近端,脉冲式冲入冲管液。

（4）关闭肠内营养管给药口帽,重新启动肠内营养泵。

3. 结束肠内营养

（1）关闭肠内营养泵,撤除肠内营养液和营养管。

（2）向肠内营养管饲通路注入 10～20ml 0.9% 氯化钠或温开水。

（3）封闭肠内营养管饲通路，并妥善固定。

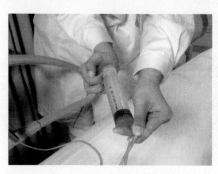 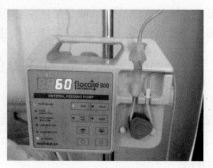

图 3-30　冲洗肠内营养管　　　　　　图 3-31　开启营养泵

【评价】

1. 肠内营养管饲通路通畅、无脱出。

2. 患者腹胀、腹泻、呕吐、电解质紊乱等症状逐渐消失。

【健康教育】

1. 告知患者肠内营养可能的并发症和预防方法。

2. 告知患者留置鼻胃管期间要保持鼻腔、口腔清洁，胃或肠造口者应保持造口周围皮肤干燥、清洁。

【注意事项】

1. 如需自行配置营养液，应现用现配，粉剂应搅拌均匀，配置后的营养液放置在冰箱冷藏，24 小时内用完。

2. 妥善固定管路，防止导管移位或脱出。

3. 肠内营养液温度、输注速度适宜，浓度从低到高。

4. 经肠内营养管饲通路给药前后应用温水冲管，药片应充分研碎、溶解稀释后注入，注入不同药物之间应冲管，尽量给予液态药物。

五、结肠造口护理技术

结肠造口是指外科医生为了治疗某些肠道疾病在腹壁上所做的人工造口，它是将一段肠管拉出，翻转缝于腹壁，从而形成结肠造口。

【目的】

1. 保持造口周围皮肤的清洁。

2. 帮助患者掌握自我护理造口的正确方法。

【评估】

1. 评估患者造口类型及造口功能状况。

2. 评估患者自理程度。

【计划】

1. **护士准备**　着装整洁，洗手，戴口罩。

2. 用物准备

（1）治疗车上层：清水棉球或纱布（1～2包），棉签，一次性换药盘、弯头剪刀、造口袋、夹子、一次性手套，造口尺，卫生纸（可患者自备）、快速手消；需要时备造口粉，防漏膏、皮肤保护膜。

（2）治疗车下层：医疗垃圾桶、生活垃圾桶（图3-32）。

3. 环境准备 关闭门窗，室温适宜，隔离帘遮挡。

4. 核对医嘱，携用物至患者床旁。

5. 辨识患者，向患者及家属解释造口护理的目的及过程，并取得同意。

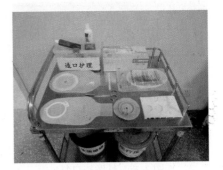

图3-32 准备用物

【实施】

1. 协助患者取舒适卧位，必要时使用屏风遮挡。

2. 由上向下撕离已用的造口袋，并观察内容物（图3-33）。

3. 清水棉球或纱布清洁造口及周围皮肤，并观察周围皮肤及造口的情况（图3-34）。

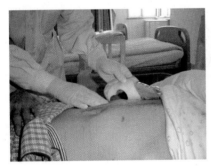

图3-33 撕离造口袋

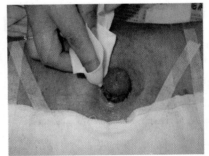

图3-34 清洁造口周围

4. 用造口量度表测量造口的大小、形状（图3-35）。

5. 绘线，做记号。沿记号修剪造口袋底盘，必要时可涂防漏膏、保护膜（图3-36）。

6. 撕去粘贴面上的纸，按照造口位置由下而上将造口袋贴上，夹好便袋夹（图3-37）。

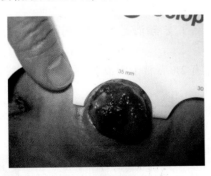

图3-35 测量造口

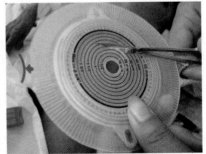

图3-36 修剪造口底盘

【评价】

1. 患者掌握造口自我护理的方法。

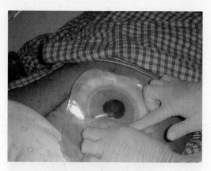

图 3-37　粘贴造口袋

2. 造口黏膜及周围皮肤正常,无并发症。

【健康教育】

1. 告知患者利用造口袋进行造口管理的重要性,强调患者学会操作的必要性。

2. 告知患者造口特点以减轻恐惧感,引导其尽快接受造口的现实而主动参与造口自我管理。

3. 教会患者观察造口周围皮肤的血运情况,并定期手扩造口,防止造口狭窄。

4. 教会出院患者造口自我护理。

【注意事项】

1. 更换造口袋时注意造口与伤口距离,保护伤口,防止袋内容物排出污染伤口。

2. 撕离造口袋时注意保护皮肤,防止皮肤损伤。贴造口袋前应保证造口周围皮肤干燥。

3. 造口袋底盘与造口黏膜之间保持适当空隙(1~2mm),缝隙过大粪便刺激皮肤易引起皮炎,缝隙过小底盘边缘与黏膜摩擦将会导致不适甚至出血。

六、腹腔穿刺术的护理配合

腹腔穿刺术是借助穿刺针直接从腹前壁刺入腹膜腔的一项诊疗技术。

【目的】

1. 抽取腹水化验检查,适量放腹水。

2. 腹腔内注射药物或腹水浓缩回输。

【评估】

评估患者合作程度、营养状况及局部皮肤和腹水情况。

【计划】

1. 护士准备　着装整洁,洗手,戴口罩。

2. 用物准备

(1)治疗车上层

1)治疗盘内:无菌手套,5ml、20ml、50ml 注射器各 1 支,输液器,皮尺;治疗盘外:腹腔穿刺包、腹带、一次性中单。

2)治疗盒内:无菌培养瓶,安尔碘、棉签,药品有 2% 普鲁卡因或 2% 利多卡因,并按医嘱准备腹腔注射药物。

(2)治疗车下层:医疗垃圾桶、生活垃圾桶、量杯(图 3-38)。

3. 环境准备　关闭门窗,室温适宜,隔离帘遮挡。

4. 核对医嘱,携用物至患者床旁。

5. 辨识患者,向患者及家属解释腹腔穿刺术的目的及过程,并取得同意。

【实施】

1. 协助患者取半卧位或平卧位,腹水少量者取左侧

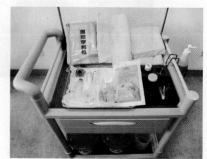

图 3-38　准备用物

卧位,腰背部铺好腹带,测腹围并记录,协助术者定位(图3-39)。

2. 常规消毒皮肤,铺无菌孔巾,配合局部麻醉(图3-40)。

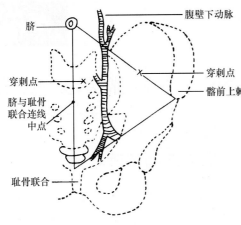

图 3-39　穿刺点

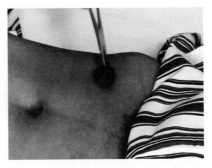

图 3-40　消毒皮肤

3. 术中协助留取标本,注意观察患者生命体征(图3-41)。

4. 操作完毕,术者取出穿刺针后,按压穿刺点,用无菌纱布覆盖后固定,测腹围,束腹带(图3-42)。

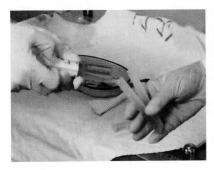

图 3-41　留取标本

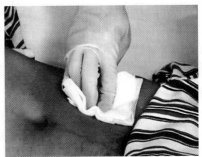

图 3-42　按压穿刺点

【评价】

1. 患者未出现面色苍白、心悸、头晕、出汗、血压下降、腹痛等症状。

2. 患者束腹带松紧合适。

【健康教育】

1. 腹腔穿刺术后告知患者暂时卧床休息,有不适及时通知护士。

2. 告知患者穿刺处有渗液及时通知护士。

【注意事项】

1. 观察腹水颜色、性状和量并记录。

2. 术后穿刺处如有腹水外渗,及时更换敷料,防止穿刺处感染。

第四章

肝胆外科常用护理技术

第一节 肝胆外科内镜诊疗的护理配合

肝胆外科常用的内镜包括纤维胆道镜、十二指肠镜等,可用于诊断胆道疾病,治疗胆管狭窄,胆总管结石,进行胆胰肿瘤的姑息性胆道内支架引流术等。本节主要介绍纤维胆道镜诊疗的护理配合和十二指肠镜下胆总管取石术的护理配合。

一、纤维胆道镜诊疗的护理配合

纤维胆道镜是一种直视下观察胆管、肝管,处理病变的特制器械,向上可以看到肝内胆管,向下可到十二指肠乳头,甚至十二指肠内部,可在胆道手术中或胆道术后带有"T"管者中直视胆道内部情况,并取活检做病理,可协助胆道疾病的诊断、了解病变的部位及性质、是否有残余结石等,具有病人痛苦小,并发症少、取石成功率高等优点。

【目的】

1. 协助诊断胆道疾病,了解是否有残余结石。

2. 胆管畸形和狭窄患者,可经胆道镜行球囊导管扩张或支架置放术。

3. 胆道内异物或结石患者,可行胆道镜取出。

4. 胆总管末端狭窄患者,可行胆道镜下 Oddi 括约肌切开。

【评估】

1. 评估患者合作程度。

2. 评估环境是否宽敞、整洁、安静。

【计划】

1. **护士准备** 着装整洁,洗手,戴口罩。

2. **物品准备**

(1) 冷光源,交直流变压器、激光治疗机、液电碎石机、超声碎石机、活检钳。

(2) 胆道镜手术包:内有手术衣 2 件、手套 2 付、大单 1 张、中单 2 张、治疗巾 1 张、弯盘 2 个、纱布若干,一般应准备 3~4 个手术包备用。

(3) 滴注管、0.9% 氯化钠、治疗所需药品、引流管、各种急救物品及器械。

3. **患者准备**

(1) 术前检查血常规、凝血功能,需要时进行碘过敏试验。

(2) 进行肝内胆管影像检查,了解肝内胆管结石分布及胆管扩张情况。体毛过多患者,术前一天给予备皮。

4. 环境准备 关闭门窗,室温适宜,按照手术室要求进行房间消毒。

5. 核对医嘱。

6. 辨识患者,向患者及家属解释纤维胆道镜检查的目的及过程,签署同意书。

【实施】

1. 术前配合

(1)检查胆道镜器械处于良好消毒备用状态。

(2)协助患者摆体位(图4-1)。

图4-1 摆体位

2. 术中配合

(1)给予心电监护,密切监测患者生命体征,观察患者的神志、意识状况,注意倾听其主诉,出现异常应及时报告医生(图4-2)。

(2)给予吸氧2~3L/min,或根据患者血氧饱和度来调节氧流量。

(3)配合术中活检和标本收集(图4-3)。

(4)协助固定引流管,连接引流袋。

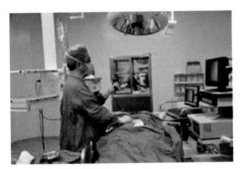

图4-2 术中监护

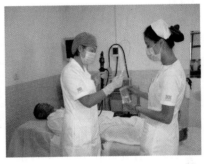

图4-3 取活检

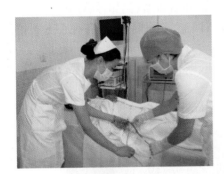

图4-4 观察引流情况

3. 术后处置

(1)操作完毕拔镜后嘱患者卧床休息30分钟,注意观察患者的生命体征。

(2)术后遵医嘱给予2~3天的抗生素。

(3)观察引流管引流是否通畅,定期更换引流袋,观察患者有无腹痛、发热和黄疸,如出现异常应及时报告医生(图4-4)。

【评价】

1. 患者生命体征正常。

2. 术后正确处理胆道镜及附件。

【健康教育】

1. 术前告知患者胆道镜治疗的目的、配合方法和注意事项。

2. 术中告知患者保持体位,不可移动,如有不适告知医生。

3. 告知患者保持管道通畅,勿将引流袋倒置,以防引流液反流(图4-5)。

4. 多发结石患者,可能一次不能取净,需多次反复取石,手术后24小时内保持引流管通畅。次日

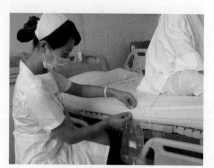

图4-5　妥善固定

无发热,上腹部不适等症状可夹闭,伤口定期给予换药。

5. 指导患者术后低脂饮食,避免进食过于油腻食物。

【注意事项】

1. 取放纤维胆道镜时应轻拿轻放,不能折叠和过分弯曲,以免损坏光导纤维。

2. 术中如患者感觉疼痛难忍,应及时报告医生,稍事休息后再继续进行手术,必要时可加大镇痛药物剂量。

3. 术中如患者出现恶心、呕吐,应嘱患者尽量放松,张口呼吸,转移患者注意力,必要时检查稍停,待症状缓解后再进行。

二、十二指肠镜下胆总管取石术的护理配合

使用十二指肠镜进行十二指肠乳头切开取石已成为胆总管结石的首选治疗方法,具有疗效确切、创伤小、并发症少等优点。

【目的】

1. 取出胆总管结石。

2. 放置鼻胆管引流。

【评估】

1. 评估患者合作程度。

2. 评估环境是否宽敞、整洁、安静。

【计划】

1. 护士准备　着装整洁,洗手,戴口罩。

2. 物品准备

(1) 设备:检查X线机、十二指肠镜、生命体征监护设备,附件准备(造影导管、导线、乳头切开刀、网篮、高频电刀、斑马导丝、球囊、鼻胆管引流管、取石网篮、碎石网篮)等各种手术器械是否处于备用状态(图4-6和图4-7)。

(2) 药品:利多卡因凝胶、柏西、丁溴东莨菪碱、地西泮、哌替啶、盐酸肾上腺素、止血药、造影剂、常用急救药品。

3. 环境准备　关闭门窗,室温适宜,按照手术室要求进行房间消毒。

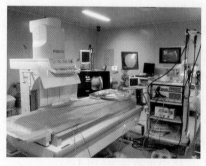

图4-6　常用设备

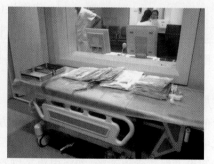

图4-7　常用附件

4. 核对医嘱。

5. 辨识患者,向患者及家属解释十二指肠镜下胆总管取石的目的及过程,并取得同意。

【实施】

1. 术前配合

（1）去除有金属的物品或其他影响摄影的衣着等。

（2）遵医嘱给予镇静、止痛、解痉药物,如地西泮、哌替啶、丁溴东莨菪碱等。

（3）使用利多卡因凝胶对患者咽后壁进行表面麻醉。

（4）口服去泡剂二甲硅油5ml。

（5）协助患者摆俯卧位（图4-8）。

（6）建立静脉通路,以备必要时补液或用药。

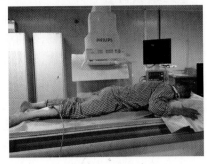

图4-8 摆体位

2. 术中配合

（1）给予心电监护,密切监测患者生命体征和血氧饱和度,观察患者的神志、意识状况,注意倾听其主诉,出现异常应及时报告医生。

（2）给予吸氧2~3L/min,或根据患者血氧饱和度来调节氧流量。

（3）遵医嘱注入造影剂。

（4）术中配合导丝插入（图4-9）。

（5）协助固定引流管（图4-10）。

（6）抽吸引流液,观察引流是否通畅,观察引流液颜色和性质（图4-11）。

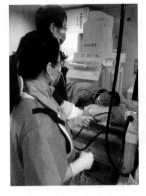

图4-9 配合插入导丝

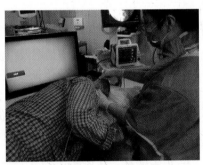

图4-10 固定引流管

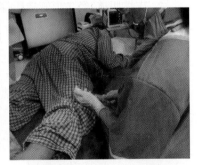

图4-11 抽吸引流液

3. 术后护理

（1）做好内镜及非一次性器械的清洗、消毒、保养。

（2）观察患者的生命体征和不适症状。

（3）术后遵医嘱给予2~3天的抗生素。

（4）观察引流管引流是否通畅,定期更换引流袋。

（5）观察患者有无恶心、呕吐、腹痛、发热、黄疸、出血等情况,如出现异常应及时报告医生。

【评价】

1. 患者取石成功。

2. 患者生命体征正常,对止疼效果满意。

3. 术后正确处理十二指肠镜及附件。

【健康教育】

1. 术后告知患者卧床休息 30 分钟。禁食 1～2 天,而后进低脂流食或半流食。

2. 告知患者保持管道通畅,勿将引流袋倒置,以防引流液反流。

3. 告知患者术后低脂饮食,避免过于油腻食物。

【注意事项】

1. 注入造影剂速度要慢而均匀。

2. 如应用安定和哌替啶,应充分注意患者呼吸情况。

3. 注入造影剂的量不宜过多,压力不宜过大,防止胰腺腺泡充盈或胰管反复充盈。

第二节　引流管的护理技术

肝胆外科常见引流管道主要包括 T 形管和鼻胆管,本节主要介绍这两种管道的护理技术。

一、T 形管引流护理技术

T 形管引流术是行胆总管手术时将一根 T 形引流管放置入胆总管内,以引流胆汁、观察病情、造影取石的一种外科引流方法。

【目的】

1. 引流胆汁和减压,引流残余结石。

2. 支撑胆道,经 T 形管造影等。

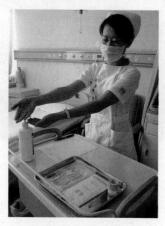

图 4-12　操作准备

【评估】

1. 评估患者引流管基本情况及引流管周围皮肤状况。

2. 评估患者病情、生命体征及腹部体征,如有无腹痛、发热、黄疸等。

3. 评估患者自理能力、活动能力、健康教育知识掌握情况。

【计划】

1. 护士准备　着装整洁,洗手,戴口罩(图 4-12)。

2. 物品准备　胶布,别针,引流袋。

3. 环境准备　环境宽敞、整洁、安静。

4. 核对医嘱,携用物至患者床旁。

5. 辨识患者,向患者及家属解释 T 管引流护理的目的及过程,并取得同意。

【实施】

1. 妥善固定　牢固固定引流管。

2. 避免引流管打折、弯曲,活动时长度适宜,避免脱出。

3. 保持引流管通畅,定期从引流管的近端向远端挤捏,以保持引流通畅(图 4-13)。

4. 定期观察并记录 T 形管引流出的胆汁的量、颜色及性质(图 4-14)。

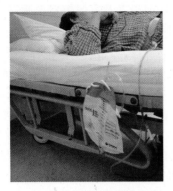
图 4-13　保持引流通畅

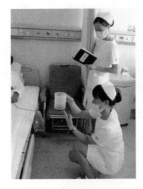
图 4-14　引流液的观察与记录

5. 拔管护理　T 形管一般放置 2 周左右,拔管前应抬高引流管放置位置、夹闭 1～2 日,并观察患者有无腹痛、恶心、发热、黄疸,观察食欲、大便颜色变化等。当胆道造影提示胆道通畅无残余结石,再持续开放 T 管 24 小时充分引流造影剂后,再次夹管 2～3 日,患者仍无不适即可拔管。

【评价】

1. 患者 T 形引流管引流有效,无胆道逆行感染。

2. 准确观察和记录胆汁的量、颜色、性质,并及时发现病情变化。

【健康教育】

1. 告知患者 T 形管的重要性,告知患者不可自行拔出 T 形管。

2. 告知患者避免举重物或过度活动,以防管道脱出或胆汁逆流。

3. 指导患者选择低脂肪、高蛋白、高维生素易消化的食物,并定时进餐,避免过饱。

【注意事项】

1. 平卧时引流管的远端不可高于腋中线,活动时 T 形管应低于伤口平面。

2. 保护 T 形管周围皮肤,如皮肤破溃应涂抹氧化锌软膏。

3. 拔管后可有短期局部渗液,应及时更换敷料。

二、鼻胆管引流护理技术

鼻胆管引流术是指在十二指肠镜直视下施行的胆道置管引流术。

【目的】

引流胆汁,减轻胆管压力,解除胆管梗阻,降低胆红素浓度,改善患者肝功能。

【评估】

1. 评估患者鼻胆引流管固定情况及胆汁的量、颜色、性质。

2. 评估患者有无腹痛、发热、黄疸等。

3. 评估患者自理能力、活动能力。

【计划】

1. 护士准备　着装整洁,洗手,戴口罩。

2. 物品准备　胶布,别针,引流袋。

3. 环境准备　整洁、明亮、宽敞。

4. 核对医嘱,携用物至患者床旁。

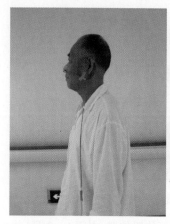

图4-15 鼻胆管的固定

5. 辨识患者,向患者及家属解释鼻胆管引流护理的目的及过程,并取得同意。

【实施】

1. 妥善固定引流管 一般采用双固定方法,一根胶布固定于鼻翼两侧,另一根胶布绕同侧耳郭后在面颊用胶布固定(图4-15),若患者出现剧烈呕吐,则应对症处理,防止鼻胆管脱出或移位。

2. 记录鼻胆管在体外的长度,巡视病房时观察引流管在体外的刻度,评估引流管放置位置有无变化。

3. 每日定时倾倒引流液并记录。

4. 定期从管的近端向远端挤捏,以保持引流通畅。

5. 拔管护理 鼻胆管引流时间依病情而定,一般为体温、血常规、血淀粉酶恢复正常,腹痛、腹胀、黄疸缓解3日后可拔管。胆道取石患者需行鼻胆管造影后确认无残余结石方可拔管。

【评价】

1. 患者鼻胆管引流有效,无胆道逆行感染。

2. 准确观察和记录胆汁的量、颜色、性质,及时发现病情变化。

【健康教育】

1. 告知患者在床上翻身活动时,保留足够的长度,下床行走时保护好导管,以防意外脱出(图4-16)。

2. 告知患者鼻胆管引流术术后一般禁食不禁水48小时,留置鼻胆管的患者在病情允许后一般可进低脂流食或半流食,指导患者每吞咽一口的量为20ml,不宜太多,以免引起呛咳。

3. 告知患者由于带管进食,食物不易吞咽,指导患者选择易吞咽、不易松散、密度均匀、有适当黏性、容易变形、又不在管上残留的食物,以保证进食过程的顺利进行。

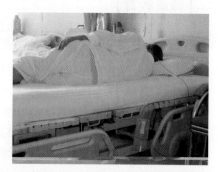

图4-16 卧床时导管的固定

【注意事项】

1. 长期胆道梗阻的患者胆汁为深黄色或酱油色,若鼻胆管引流通畅2~4日后颜色渐渐变成淡黄色;同时患者腹胀、黄疸逐渐减轻。胆汁引流400~1000ml/d,平均500ml/d,说明引流通畅。

2. 若引流量少于50~200ml/d,且色泽由淡黄色变为无色,则考虑导管可能置入胰管内,应及时向医生报告。

第五章

神经外科常用护理技术

第一节　头部引流护理技术

头部引流护理技术是神经外科常用的护理技术,尤其危重患者常是多条引流管共存,而每一条引流管末端放置的位置不同其引流目的和名称也不同。确保引流管功能,对监测患者病情、促进患者康复具有重要的临床意义。头部引流护理技术包括脑室引流、瘤腔引流、硬膜下引流等。

一、脑室引流护理技术

脑室引流是指经颅骨钻孔等穿刺侧脑室,放置引流管将脑脊液引流至体外,是颅脑手术后常用的控制颅内压、引流脑室积血、降低伤口脑脊液漏的治疗措施之一。

【目的】

1. 术中做脑室穿刺放出侧脑室脑脊液,便于手术操作。

2. 开颅手术后引流脑脊液,减轻脑膜刺激症状。

3. 引流脑脊液,维持一定的颅内压。

【评估】

1. 评估患者的合作能力。

2. 评估引流液的量、颜色、性质及流速,引流部位敷料有无渗血、渗液。

【计划】

1. **护士准备**　着装整洁,洗手、戴口罩。

2. **物品准备**　引流袋/瓶,消毒液、无齿血管钳、胶布、直尺、无菌手套、棉签、别针、治疗碗(内备纱布、镊子)、治疗巾(图5-1)。

3. **环境准备**　保持环境安全、整洁。

4. 核对医嘱,携用物至患者床旁。

5. 辨识患者,向患者及家属解释脑室引流护理的目的及过程,并取得同意。

【实施】

1. 暴露引流管与引流袋/瓶连接处,引流管下铺治疗巾,置弯盘(图5-2)。

2. 戴手套,用血管钳夹紧引流管近端,分离引流管与引流袋/瓶接头(图5-3)。

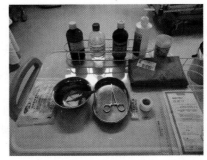

图5-1　物品准备

3. 由内向外消毒引流管管口及外周,将新的引流袋/瓶与引流管连接(图5-4和图5-5)。

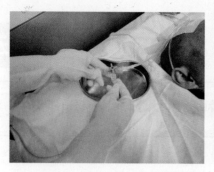

图5-2　暴露引流管连接处

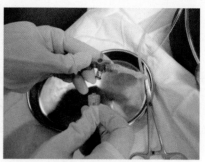

图5-3　分离引流接头

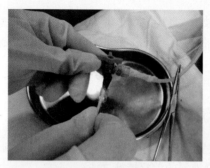

图5-4　消毒引流管口

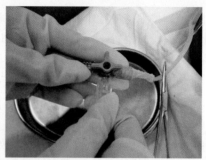

图5-5　连接引流管

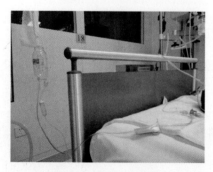

图5-6　保持引流通畅

4. 松开血管钳观察引流情况,确认引流通畅,固定引流袋/瓶(图5-6)。

【评价】

1. 操作正确,引流通畅。

2. 患者未出现感染、出血和低颅内压等症状。

【健康教育】

1. 告知患者床头不能随意抬高或下降,头部应与引流瓶保持一定的高度。

2. 告知患者活动时需要呼叫护士协助。

【注意事项】

1. 保持引流管通畅,脑室引流瓶(袋)的末端置于侧脑室平面上 10～15cm,始终保持正常颅内压(图5-7)。

2. 控制引流速度,若引流过快过多,易出现低颅压性头痛、恶心、呕吐。此时可抬高或暂夹闭引流管,引流液小于 500ml/d。

3. 引流液术后 1～2 日可略呈血性渐变橙黄色,若引流液出现浑浊、呈毛玻璃状或有絮状物提示颅内感染。

4. 转运患者时应夹闭引流管。

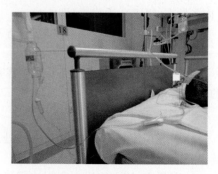

图5-7　引流瓶悬挂位置

5. 记录患者的生命体征,观察有无因引流液较多而引起的低颅压、脑疝等表现。

6. 脑室引流一般放置不超过 7 天,避免发生颅内感染。拔管前先夹闭 1~2 天,无颅内压增高症状方可拔除。

二、瘤腔引流护理技术

瘤腔引流是颅内占位性病变,如颅内肿瘤手术摘除后,在瘤腔内放置引流管进行引流的方法。在进行瘤腔引流时所涉及的护理技术,为瘤腔引流技术。

【目的】
引流手术残腔内的气体及液体,使残腔逐渐闭合,减少局部积液或假性囊肿的形成。

【评估】
1. 评估患者合作能力。
2. 评估引流液的量、颜色、性质及流速,引流部位敷料有无渗血、渗液。

【计划】
1. 护士准备　着装整洁,洗手、戴口罩,备无菌手套。
2. 物品准备　引流袋/瓶、消毒液、无齿血管钳、胶布、无菌手套、棉签、别针、治疗碗(内备纱布、镊子)、治疗巾(图 5-8)。
3. 环境准备　保持环境安全、整洁。
4. 核对医嘱,携用物至患者床旁。
5. 辨识患者,向患者及家属解释瘤腔引流护理的目的及过程,并取得同意。

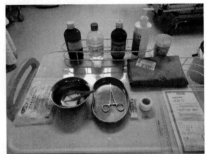
图 5-8　物品准备

【实施】
1. 暴露引流管与引流袋/瓶连接处,引流管下铺治疗巾,置弯盘(图 5-9)。
2. 戴手套用血管钳夹紧引流管近端,分离引流管与引流袋/瓶接头(图 5-10)。
3. 由内向外消毒引流管口及外周,将新的引流袋/瓶与引流管连接(图 5-11 至图 5-14)。
4. 松开血管钳,观察引流情况,确认引流通畅,固定引流袋/瓶。

【评价】
操作正确,引流通畅。

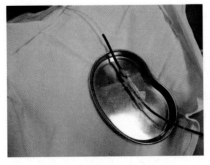
图 5-9　暴露引流管连接处

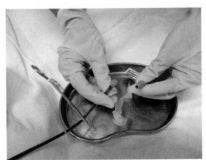
图 5-10　分离引流管接头

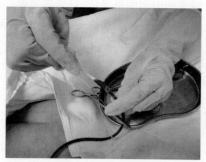
图 5-11　消毒内口

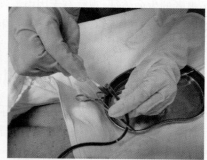
图 5-12　消毒外口

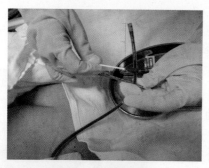
图 5-13　消毒外管径

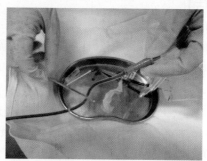
图 5-14　连接引流袋

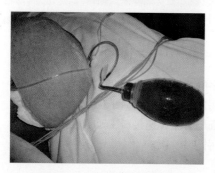
图 5-15　引流袋放置位置

【健康教育】

1. 向患者介绍保持引流通畅的重要性。

2. 告知患者活动时需要呼叫护士协助。

【注意事项】

1. 位置　瘤腔引流瓶放于头旁枕边,高度与瘤腔保持一致。特别是位于顶枕部的瘤腔,术后 48 小时内,不可随意放低引流袋,否则腔内液体被引出后,脑组织将迅速移位,导致脑血管破裂,引起颅内血肿(图 5-15)。

2. 术后 24～48 小时后,可将引流袋逐渐放低,可以较快引流出瘤腔内液体。

3. 与脑室相通的瘤腔引流管,术后应及时拔除引流管,以免形成脑脊液漏。一般瘤腔引流管于术后 3～4 天拔除。

三、硬膜下引流护理技术

硬膜下引流是指将引流管经穿刺后放入硬脑膜下腔,引流出硬膜下存留的液体的方法。进行硬膜下引流所涉及的护理操作,为硬膜下引流护理技术。

【目的】

引流术后腔内积液,降低颅内压。

【评估】

1. 评估患者的年龄、病情、治疗、意识和合作能力。

2. 评估引流液的量、颜色、性质及流速,引流部位敷料有无渗血、渗液。

【计划】

1. 护士准备　着装整洁,洗手、戴口罩。

2. 物品准备　引流袋/瓶、消毒液、无齿血管钳、胶布、无菌手套、棉签、别针、治疗碗(内备纱布、镊子)、治疗巾(图 5-16)。

3. 环境准备　保持环境安全、整洁。

4. 核对医嘱,携用物至患者床旁。

5. 辨识患者,向患者及家属解释硬膜下引流护理的目的及过程,并取得同意。

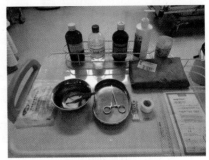

图 5-16　物品准备

【实施】

1. 暴露引流管与引流袋/瓶连接处,引流管下铺治疗巾,置弯盘(图 5-17)。

2. 戴手套用血管钳夹紧引流管近端,分离引流管与引流袋/瓶接头(图 5-18)。

3. 由内向外消毒引流管管口及外周,将新的引流袋/瓶与引流管连接(图 5-19 至图 5-22)。

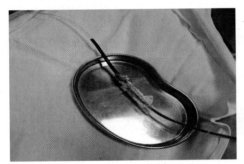

图 5-17　暴露连接处

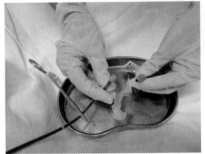

图 5-18　分离引流接头

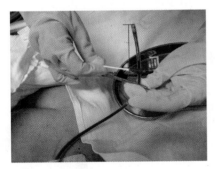

图 5-19　消毒内口

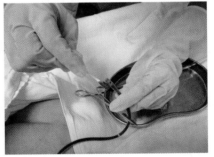

图 5-20　消毒外口

4. 松开血管钳,观察引流情况,确认引流通畅,固定引流袋/瓶(图 5-23)。

【评价】

操作正确,引流通畅。

【健康教育】

1. 向患者介绍保持引流通畅的重要性。

2. 告知患者活动时需要呼叫护士协助。

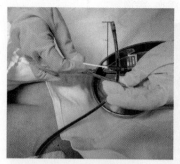

图 5-21　消毒外管径

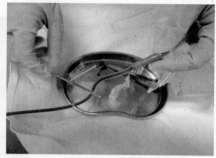

图 5-22　连接引流袋

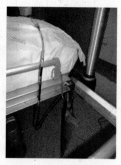

图 5-23　保持引流管通畅

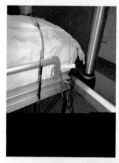

图 5-24　引流袋放置位置

【注意事项】

1. 术后取平卧位或头低足高位,引流瓶应低于创腔30cm(图5-24)。

2. 术后不使用强力脱水药,也不严格限制水分摄入,以免颅内压过低影响脑膨出。

3. 减少探视和人员流动;随时观察置管部位皮肤是否有红肿、渗出;搬动患者时,先夹闭引流管开关,再进行搬动,防引流液逆流造成感染;观察引流液的性质,必要时送细菌培养,及时发现并治疗颅内感染。

4. 及时拔管　引流管于术后2~3天拔除。拔管后除注意意识、生命体征的观察外,还应注意置管处有无脑脊液漏。

第二节　颅内压监测技术

颅内压(Intracranial pressure,ICP)是指颅内容物对颅腔壁产生的压力。ICP增高是导致患者病情恶化、预后不良或死亡的最常见原因之一。ICP监测是诊断颅内高压最迅速、客观和准确的方法,也是观察病人病情变化、早期诊断、判断手术时机、指导临床药物治疗,判断和改善预后的重要手段,包括有创颅内压监测与无创颅内压监测。

一、有创颅内压监测技术

有创颅内压监测是利用手术方式将颅内压测量仪探头放入颅内,对ICP持续监测并记录,可以对ICP实行动态观测,能及时准确地瞬间反应ICP的变化,据此可帮助诊断,及时判断病情变化,指导治疗及预后(图5-25)。

【目的】

监测颅内压变化,及时发现颅内迟发性出血,为再次手术提供时机。

【评估】

评估有无异常波形及颅内感染出现。

【计划】

1. 护士准备　着装整洁,洗手、戴口罩。

2. 物品准备　有创颅内压监测仪、穿刺包、治疗盘、纱布、酒精、碘伏、盐水、棉签等。

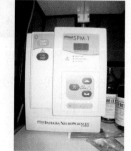

图 5-25　CAMINO SPM-1 型单参数有创监护仪

3. **环境准备**　保持环境安全、整洁,检查设备性能并做好标准防护。

4. 核对医嘱,携用物至患者床旁。

5. 辨识患者,向患者及家属解释颅内压监测的目的及过程,并取得同意。

【实施】

1. 护士将颅内压监测仪的压力传感器连接妥当,打开颅内压监测仪。

2. 患者在局麻下行额角穿刺脑室外引流术,穿刺成功后立即用三通阀连接颅内压监测仪的压力传感器(图5-26)。

3. 穿刺入以无菌敷料覆盖,妥善固定引流管、脑室引流管及监测传感器接头处,以无菌纱布包裹。

4. 将传感器放置固定在室间孔水平(零点)(图5-27)。

5. 传感器在使用前排气。排气后将三通开关调向颅内压监测仪的压力传感器(图5-28)。

6. 正确读取 ICP 数值,动态观察 ICP 数值变化,做好记录(图5-29)。

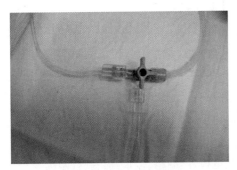

图5-26　连接压力传感器

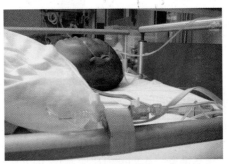

图5-27　传感器固定位置

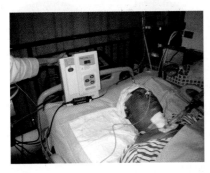

图5-28　固定传感器

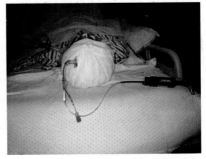

图5-29　有创颅内压监测

【评价】

监测数值能正确反映患者颅内压情况,能为治疗提供依据。

【健康教育】

1. 告知患者及家属颅内压监护仪使用的目的和意义。

2. 告知患者在监测过程中如有任何不适及时通知医护人员。

【注意事项】

1. 妥善固定脑室引流管,保持脑室引流瓶适宜的高度和引流通畅,引流瓶最高距患者脑室平面 10～15cm,切勿将引流管压在患者头下,以免打折。

2. 必要时适当制动患者头部,进行翻身等护理操作时,保护引流管不被牵拉,防止脱出。

3. 躁动患者适当约束肢体,防止自行拔管。

4. 观察引流量及引流液颜色,根据颅内压情况保持适宜的引流速度,以保持稳定的颅内压。

5. 每天更换压力传感器接头处的无菌纱布,保持伤口敷料清洁干燥,更换脑室引流瓶要严格无菌操作原则,更换前应夹闭引流管,以防止反流感染,同时使用抗生素、抗感染等治疗。

6. ICP>15mmHg,为颅内压轻度增高,ICP>20~30mmHg为中度增高,ICP>41mmHg为重度增高。ICP>20mmHg是临床必须采取降压措施的最高临界值。

7. **拔管时间** 颅内压监测3~10天,平均6.5天。

二、无创颅内压监测技术

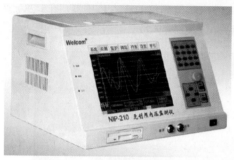

图5-30   NIP-210型无创颅内压监测仪

无创颅内压监测技术是通过闪光视觉诱发电位技术获得颅内压力变化,使用电极与患者连接(图5-30)。

【目的】

监测颅内压变化,及早发现颅内压的升高,挽救患者生命。

【评估】

评估有无异常波形及患者的合作能力。

【计划】

1. **护士准备** 着装整洁,洗手、戴口罩。

2. **物品准备** 无创颅内压监测仪、闪光眼罩、电极片、酒精、盐水、棉签、打印机等。

3. **环境准备** 保持环境安全、整洁,检查设备性能并做好标准防护。

4. 核对医嘱,携用物至患者床旁。

5. 辨识患者,向患者及家属解释颅内压监测的目的及过程,并取得同意。

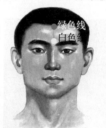

图5-31   电极的安装位置

【实施】

1. 开机,先开颅内压监测仪的电源,再开打印机,最后开电脑显示器及主机电源。确保监测装置功能正常,将4个盘状电极片粘贴位置正确,拨开电极片下的头发在头皮上抹盐水(图5-31)。

2. 将电极线和眼罩线连接到仪器后部,佩戴眼罩。

3. 填写病人信息进行检测,正确读取ICP数值,动态观察ICP数值变化,做好记录。

4. 输入平均动脉压,打印报告。

【评价】

监测数值能正确反映患者颅内压情况,能为治疗提供依据。

【健康教育】

1. 告知患者及家属颅内压监护仪使用的目的和意义。

2. 告知患者在监测过程中如有任何不适及时通知医护人员。

【注意事项】

1. **保持ICP监测的准确性** 各种操作如翻身、吸痰等动作轻柔,尽量减少刺激。

2. 及时处理升高的颅内压。

第三节　常用医疗器械使用技术

神经外科常用医疗器械使用技术包括气压式血液驱动泵、冰毯机和翻身床的使用。

一、气压式血液驱动泵的使用技术

气压式血液驱动泵是通过远心端至近心端依次充气过程,将淤积的淋巴液推回血循环中,加速肢体静脉血流速度,消除水肿,促进淤血静脉排空及肢体动脉灌注(图5-32)。

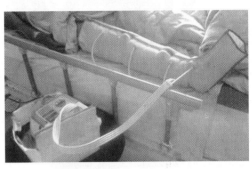

图5-32　气压式血液驱动泵

【目的】

1. 预防凝血因子的聚集及对血管内膜的黏附,防止血栓形成。

2. 增加纤溶系统的活性。

【评估】

1. 评估患者的年龄、病情和合作能力。

2. 评估患者对气压式血液驱动泵的知晓度。

【计划】

1. 护士准备　着装整洁,洗手、戴口罩。

2. 物品准备　气压式血液驱动泵、压力护套、酒精、纱布。

3. 环境准备　保持环境安全、整洁,检查设备性能并做好标准防护。

4. 核对医嘱,携用物至患者床旁。

5. 辨识患者,向患者及家属解释使用气压式血液驱动泵的目的及过程,并取得同意。

【实施】

1. 根据患者下肢情况选择合适的气体驱动袋,并将驱动袋固定在双下肢,松紧以容下一指为宜(图5-33)。

2. 将驱动泵固定在体侧,接电源,打开操作开关,观察驱动袋是否充气(图5-34,图5-35)。

3. 根据医嘱每天进行 3～4 次,每次 30 分钟。(图5-36)。

4. 结束后关闭电源,解下驱动袋,整好备用(图5-36)。

5. 酒精擦拭气泵,使之处于备用状态(图5-37)。

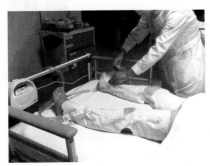

图5-33　使用压力护套

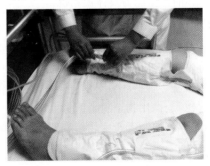

图5-34　连接充气管

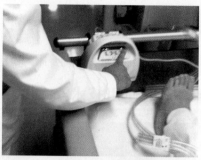

图 5-35　打开仪器开关

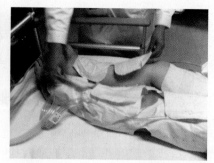

图 5-36　去除连接

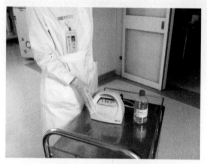

图 5-37　酒精消毒

【评价】

气压式血液驱动泵的压力适宜。

【健康教育】

1. 告知患者气压式血液驱动泵的作用。

2. 告知患者在治疗期间有任何不适,立即呼叫医护人员。

【注意事项】

1. 仪器水平放置。

2. 在肢体套上套筒的情况下对套筒充气,套筒远离锐器避免扎破。

3. 急性静脉血栓、深静脉血栓禁止使用,以防栓子脱落,引起肺栓塞。

二、冰毯机的使用技术

医用冰毯全身降温仪(简称冰毯机)降温法是利用半导体制冷原理,将水箱内蒸馏水冷却,然后通过主机工作与冰毯内的水进行循环交换,促使毯面接触皮肤进行散热,达到降温目的(图 5-38)。

【目的】

对高热患者应用其他降温方法降温效果不好时,对重型颅脑损伤患者的亚低温治疗。

【评估】

评估患者的合作能力及体温情况。

【计划】

1. 护士准备　着装整洁,洗手、戴口罩、必要时戴手套。

2. 物品准备　冰毯机、毯子、量杯、水。

3. 环境准备　保持环境安全、整洁,检查设备性能并做好标准防护。

4. 核对医嘱,携用物至患者床旁。

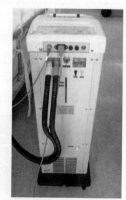

图 5-38　冰毯机

5. 辨识患者,向患者及家属解释使用冰毯机的目的及过程,并取得同意。

【实施】

1. 准备仪器,加水至标线,将冰毯与主机连接妥当,接毯子,接电源及传感线(图 5-39)。

2. 将冰毯铺于床单位的上 2/3 处，上铺中单。

3. 开电源开关 电源指示灯亮（图 5-40）。

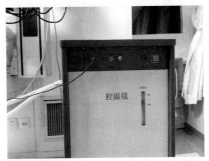

图 5-39 连接各种管路

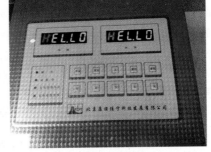

图 5-40 开电源开关

4. 按提示设定水温（图 5-41）。

5. 关机程序 弹起绿色开关键，关闭总电源，拔下传感器插头。

6. 水温设定参考 见表 5-1。

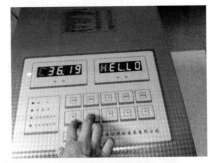

图 5-41 设定温度

表 5-1 参考水温

快速降温	匀速降温	维持目前体温
<10℃	10~15℃	>15℃

6. 报警提示 见表 5-2。

表 5-2 报警提示及处理

屏幕显示	报警提示	处理
黑屏	水箱缺水	关闭电源，加水至标线
ALM1	体温探头从腋窝或肛门脱出	
	患者体温低于体温下限报警值	重新放置体温探头查明原因
	AL-1 值设定过小	将 AL-1 值适当调大
S. Err	传感器插头拔出	关闭电源，插入传感器插头

【评价】

1. 冰毯机的温度适宜，各连接管连接紧密。

2. 患者皮肤无损伤。

【健康教育】

1. 告知患者冰毯机的作用。

2. 告知患者在治疗期间有任何不适，立即呼叫医护人员。

【注意事项】

1. 必须使用相位正确并有良好接地的电源。

2. 背面通风孔与物体间距必须大于 20cm。

3. 不使用时将传感器妥善保存。

4. 毯子勿接触锐利物体,采用平铺或卷曲存放。

5. 使用冰毯时,上面必须平铺2层中单,防止病人皮肤直接接触冰毯造成冻伤及皮肤压伤。

6. 使用前检查水箱、冰毯是否漏水,水箱内水量是否适宜,水箱内水应用现加。

7. 正确连接电源、导水管及传感器,导水管外用不导电的塑胶管包裹,以保证安全。

8. 使用时冰毯铺于患者肩部到臀部,不要触及颈部,以免因副交感神经兴奋而引起心跳过缓。及时擦干冰毯周围凝聚的水珠,以免影响机器的正常运转,防止漏电发生。

9. 密切观察患者,如发生寒战、面色苍白和呼吸、脉搏、血压变化时应立即停止使用;如皮肤青紫表示静脉血淤积、血运不良,应停止使用。

10. 使用后要及时放出水箱内的水,以免形成水垢或变质,影响机器性能。

三、翻身床的使用技术

翻身床是一种专门帮助烧伤或残疾患者翻身的床,它由支架与床身组成。根据患者的需要改变姿势,使身体不同部位皮肤与床接触,达到改善体内毛细血管的微循环(图5-42)。

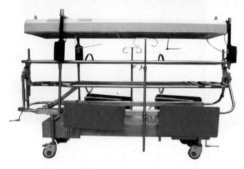

图5-42　翻身床

【目的】

1. 充分暴露创面,保持创面干燥。

2. 便于更换体位,防止压疮发生。

【评估】

1. 评估病人心肺功能,全身水肿情况。

2. 评估翻身床的所有部件,查看撑脚架、转盘轴、安全弹簧是否牢固灵活。

【计划】

1. 护士准备　着装整洁,洗手、戴口罩。

2. 用物准备　检查翻身床是否处于备用状态,做好标准防护。

3. 环境准备　环境安全、整洁。

4. 核对医嘱,携用物至患者床旁。

5. 辨识患者,向患者及家属解释使用翻身床的目的及过程,并取得同意。

【实施】

1. 协助患者双手紧靠躯干,双下肢并拢。由平卧翻成俯卧位时,先在头枕部、额部、胸部、膝部放棉垫,小腿前侧放软枕,有尿管者夹闭尿管,尿袋置于会阴处夹紧。

2. 将两个床片合拢,旋紧螺丝,将床片固定,扎好安全带,防止患者滑落,切忌患者肢体外露(图5-43)。

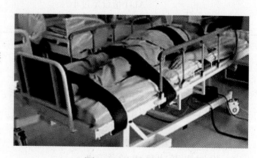

图5-43　固定病人

3. 移开翻身床搁手架,放下支撑架,安置好输液架,使用呼吸机者应由专人观察呼吸情况,翻身前加大氧流量2分钟,吸净痰液,拔去连接管,将床片翻转,速度不宜过快。

4. 固定支撑架,撤去安全带,去除上面的床片。

5. 注意病情变化,妥善固定输液管道,调节滴速,观察输液管路通畅情况。妥善固定尿袋,开放尿管。

6. 调节搁手架高度,下垫棉垫,将四肢置于功能位,充分暴露创面,可用绷带固定于支架上,特别注意搁手架的位置应与床片在同一水平线上。

7. 观察并记录患者的体位和生命体征,特别是血压、心率、呼吸、血氧饱和度。

【评价】

患者各种导管未受到牵拉,翻身后安全舒适。

【健康教育】

当俯卧时如有不适及时告知医护人员。

【注意事项】

1. 严格遵守医嘱按时翻身。

2. 首次使用翻身床时,主管医生或值班医生一定在旁边,以便及时抢救。

3. 根据病人情况首次俯卧时间不宜过长。如是全麻手术,应在麻醉完全清醒后 12 小时再翻身。

4. 嘱患者不得自行在翻身床上翻身。神志异常,躁动的病人应适当给予约束,防止坠床。

5. 做好翻身床的清洁与维护及病人大小便的护理。

第六章

心胸外科常用护理技术

第一节 心外科护理技术

心外科护理技术主要包括心包引流和心包纵隔引流的护理,桡、股动脉穿刺技术及中心静脉置管术后的护理。

一、心包和心包纵隔引流的护理

心包引流是指将引流管一端放入心包内,另一端连接于密闭式引流装置,使积液沿引流管排出的一种治疗方法。心包纵隔引流是指将引流管一端放入心包及纵隔内,采用 Y 形管连接于密闭式引流装置,使积液及渗血等沿引流管排出的一种治疗方法。多适用于各种心脏手术后。

【目的】

1. 有效引流,防止心脏压塞。

2. 观察是否有活动性出血。

3. 防止管道脱出、连接处断开。

【评估】

1. 评估导管长度、连接处固定情况。

2. 评估患者年龄、病情、意识状态、心理状态、沟通合作程度、疼痛分值。

3. 评估环境是否安全、安静,调节室温。

【计划】

1. 护士准备 着装整洁,洗手,戴口罩。

2. 用物准备 医用布胶布,负压吸引装置,一次性密闭式负压引流瓶,无菌 0.9% 氯化钠 500ml,无菌手套,医用碘伏棉签,管路标志签。

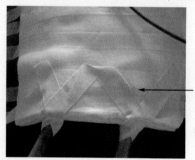

←八字交叉固定

图 6-1 引流管道固定

3. 环境准备 关闭门窗,调室温,必要时请无关人员回避。

4. 核对医嘱,携用物至患者床旁。

5. 辨识患者,向患者及家属解释引流护理的目的及过程,并取得同意。

【实施】

1. 妥善固定引流管道,近胸部皮肤处给予手术缝线缝合固定,敷料处采用医用布胶布八字交叉固定法(图 6-1)。

2. 保持引流管道长度适宜,外露长度为患者肩峰至膝盖距离,防止患者更换体位时引起管道脱出体外或连接处受力脱开(图6-2)。

3. 将引流瓶内倒入无菌0.9%氯化钠,液面高度适宜(左侧液面高度为4cm,右侧液面高度为8cm),引流瓶放置应低于患者心脏位置,正确连接引流瓶(图6-3)。

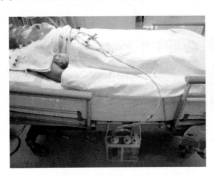

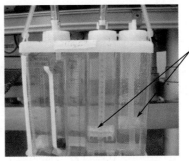

图6-2　引流连接　　　　　　　图6-3　引流瓶液面

4. 用管路标志签做好引流管标志,内容包括引流管的名称、置入时间及外露部分的长度(图6-4)。

5. 每小时挤压引流管,必要时可采用负压吸引装置,管道连接密闭式引流瓶,吸引接口间断吸引,保持引流管的通畅(图6-5)。

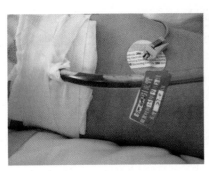

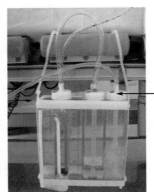

图6-4　引流管道标识　　　　　　图6-5　负压吸引连接

6. 观察引流液量、颜色、温度、有无血凝块,每小时记录。

【评价】
1. 引流管妥善固定,连接正确,引流通畅。
2. 患者引流管口处无渗血、渗液。
3. 患者生命体征平稳,引流有效,无心脏压塞症状。

【健康教育】
指导患者引流瓶放置位置应低于心脏位置,保持有效引流及防止反流。

【注意事项】
1. 严密观察引流液量、颜色、温度、有无血凝块,当引流量大于4ml/(kg·h)时需及时报告医生。

2. 正确连接引流瓶,引流瓶内为无菌生理盐水,正确倒入液体量,确保合适的液面高度。

3. 负压吸引时压力维持在 0.02 ~ 0.04kPa,必要时间断吸引。

4. 如管道堵塞,严禁冲洗管道,必要时更换管道。

5. 保持引流管口处敷料干燥,有渗出及时更换,需长期置管应每隔 3 ~ 5 天用碘酒、酒精消毒切口,更换无菌敷料。

二、桡动脉(或股动脉)穿刺

桡动脉(或股动脉)穿刺采集动脉血标本是常见的一项护理操作技术,尤其在急救时,血气分析是急诊检验不可或缺的项目之一,成功抽取动脉血标本成为检验护理工作能力的重要指标。

【目的】

1. 实施动脉采血,如血气分析。

2. 对危重及大手术后患者进行有创血压监测。

3. 施行某些特殊检查,如选择性动脉造影及左心室造影。

4. 施行某些特殊治疗,如床旁血滤。

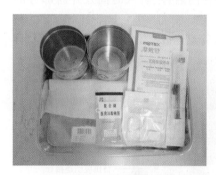

图 6-6　用物准备

【评估】

1. 评估患者年龄、病情、意识状态、营养状况、心理状态、合作程度、穿刺处皮肤、动脉搏动情况及肢体活动度。

2. 评估环境是否安静,明亮,室温适宜。

【计划】

1. 护士准备　着装整洁,洗手,戴口罩。

2. 物品准备　一次性动脉采血针,无菌纱球,无菌手套,医用碘伏棉签,检验标签(图 6-6)。

3. 环境准备　关闭门窗,调室温,必要时请无关人员回避。

4. 核对医嘱,携用物至患者床旁。

5. 辨识患者,向患者及家属解释桡动脉(或股动脉)穿刺的目的及过程,并取得同意。

【实施】

1. 选择动脉穿刺部位　患者取平卧位,暴露穿刺部位,触摸动脉以确定穿刺点(图 6-7)。

2. 取医用碘伏棉签消毒皮肤,范围以穿刺点为中心,直径大于 6cm(图 6-8)。

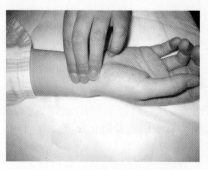

图 6-7　触摸动脉搏动手势

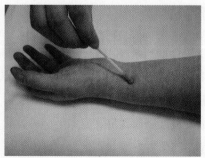

图 6-8　桡动脉穿刺消毒

3. 佩戴无菌手套,打开一次性动脉采血针(图6-9)和无菌纱球备用,再次核对患者信息。

4. 左手示指与中指在动脉搏动最强处间隔0.5~1cm固定动脉血管,右手以持笔式持采血针在两指间与皮肤呈30°~45°朝近心方向刺入,见鲜红色血液流入注射器,取血1ml,拔除针头,无菌纱球压迫5分钟止血(图6-10)。

5. 排气后迅速将针尖斜面全部刺入橡胶塞内,一次性动脉采血针留取动脉血标本一般不会有气泡产生(图6-11)。

6. 立即送检,若不能及时检测,应将标本置于冰箱中保存。签名并记录标本采集时间。

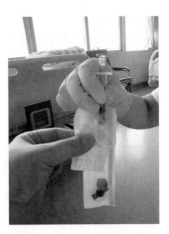

图6-9　拿取动脉采血针手势

【评价】

1. 患者穿刺处无血肿。

2. 检验结果是动脉血标本。

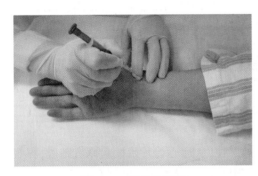

图6-10　桡动脉穿刺

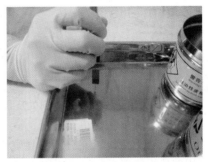

图6-11　穿刺密封

【健康教育】

1. 告知患者按压止血时间为5分钟,凝血功能异常的患者应延长按压时间,确认无出血后方可离开。

2. 运动及大量饮用热水后需在30分钟后再抽血。

【注意事项】

1. 采取的血标本应在30分钟内检测完毕,注意避免血标本与空气接触。若不能及时检测,应将标本置于4℃冰箱中保存,最多不超过2小时。

2. 如使用肝素液稀释注射器应防止抗凝剂用量过大,造成稀释误差。

3. 股动脉穿刺时尽量垂直进针,肥胖者注意针头长度,必要时更换长针头。

4. 若为持续有创血压监测,应用浓度为25U/ml的肝素+0.9%氯化钠冲洗管道,妥善固定管道。

三、中心静脉置管的护理

中心静脉置管是临床常用的技术,指任何一条静脉插管使其尖端到达中心静脉特别是上腔静脉的方法。它不仅可以避免反复穿刺给患者带来的痛苦,保护静脉,也广泛应用于危重症患者血流动力学的监测、长期静脉营养、快速输液、化疗等。

【目的】

1. 危重病人、大手术以及紧急情况下,作为大量输血、补流途径。

2. 了解有效血容量、心功能及周围循环阻力的综合情况。

【评估】

1. 评估患者年龄、病情、意识状态、营养状况、心理状态、合作程度、穿刺处皮肤。

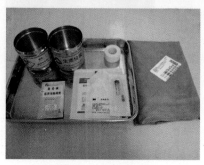

图 6-12 用物摆放

2. 评估环境是否安静、整洁、明亮、室温适宜,维护股静脉置管时可采取适当遮蔽。

【计划】

1. 护士准备 着装整洁,洗手,戴口罩。

2. 物品准备 透明敷料,医用碘伏棉签,无菌纱布,无菌治疗巾,医用胶布,管道标签,注射器,封管液(图 6-12)。

3. 环境准备 安静,光线明亮,室温适宜,必要时可采取适当遮挡,请无关人员回避。

4. 核对医嘱,携用物至患者床旁。

5. 辨识患者,向患者及家属解释中心静脉置管护理的目的及过程,并取得同意。

【实施】

1. 检查导管外露长度,判断穿刺处皮肤是否有渗液、渗血、红肿及化脓。

2. 检查导管标签,按时更换贴膜。

3. 协助患者摆好体位,充分暴露导管维护部位,从远心端开始掀起原有贴膜,再观察穿刺点,取医用碘伏棉签消毒皮肤,范围以穿刺点为中心,直径大于10cm(图 6-13)。

4. 打开新的透明贴膜,待消毒处皮肤干燥2分钟,覆盖固定好导管,标志新的换贴膜标签(图 6-14)。

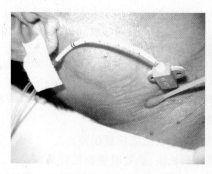

图 6-13 消毒皮肤

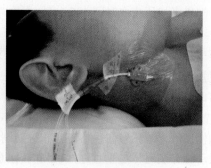

图 6-14 覆盖贴膜

5. 遵医嘱输液,取医用碘伏棉签消毒输液接头,用5ml注射器回抽见到血液,观察无血凝块后弃之,连接输液器开始输液(图 6-15)。

6. 输液完毕,正压封管,妥善固定好导管,洗手,整理用物。

【评价】

1. 患者穿刺处皮肤无渗血、渗液、红肿、化脓等情况。

2. 导管固定妥当,无打折、扭曲、脱出,导管标志清楚、齐全。

【健康教育】

指导患者及家属在留置中心静脉导管期间的活动方法，防止导管滑脱、打折。

【注意事项】

1. 管道固定妥善，每班检查导管外露长度，防止脱出。

2. 管道各连接处螺口衔接好，防止脱开漏液、感染、空气栓塞。

3. 稀释肝素注射液封管液浓度为 10～100U/ml，每次封管时脉冲式推入 2～5ml 封管液，每 12 小时进行重复封管。

4. 重新输液时要回抽出血液，以确定管道在静脉内并无血凝块。

5. 透明敷料每 72 小时更换一次，若有卷边、松动、渗出随时更换，从远心端开始掀起贴膜，以防导管脱出。

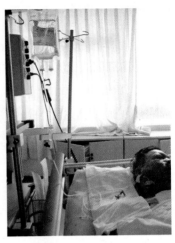

图 6-15 输液连接

第二节 胸外科护理技术

胸外科护理技术主要包括胸腔闭式引流护理、呼吸功能锻炼法，体位引流和摇振手法排痰。

一、胸腔闭式引流的护理

胸腔闭式引流是将引流管一端放入胸腔内，而另一端接入比其位置更低的水封瓶，以便排出气体或收集胸腔内的液体，使得肺组织重新张开而恢复功能。胸腔闭式引流作为一种治疗手段广泛地应用于血胸、气胸、脓胸的引流及开胸术后，对于疾病的治疗起着十分重要的作用。

【目的】

1. 引流胸膜腔内渗液、血液及气体。

2. 重建胸膜腔内负压，维持纵隔正常的位置。

3. 促进肺的膨胀。

【评估】

1. 评估患者是否为开胸术后，是否有血胸、气胸、脓胸、支气管胸膜瘘、食管胃吻合口瘘、食管破裂等指征。

2. 评估患者留置胸腔闭式引流管的目的。

【计划】

1. **护士准备** 着装整洁，洗手，戴口罩。

2. **物品准备** 备听诊器、管道标志、挂钩、痰杯、卫生纸、护理记录单。

3. **环境准备** 安静、光线明亮，室温适宜，必要时可采取适当遮挡，请无关人员回避。

4. 查对医嘱，携用物至床旁。

5. 辨识患者，向患者及家属解释胸腔闭式引流的目的及过程，取得合作。

【实施】

1. 协助患者取半卧位，解开上衣（图 6-16）。

2. 检查胸腔闭式引流管插管处有无渗血，固定是否牢固，由上至下检查引流管有无扭曲、打折(图6-17和图6-18)。

3. 用准备好的挂钩将胸管固定于床旁(图6-19)。

4. 开胸腔引流袋排气帽(图6-20)。

5. 将胸腔闭式引流管置管时间写于管道标志贴于引流管(图6-21)。

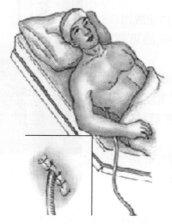

图6-16 半卧位

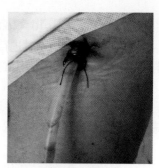

图6-17 有无渗血

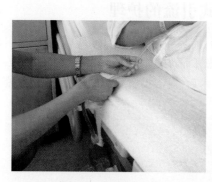

图6-18 检查引流管

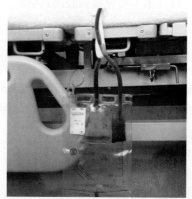

图6-19 固定引流管

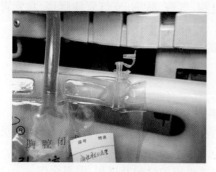

图6-20 打开排气帽

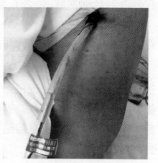

图6-21 贴标志

6. 左手夹闭引流管右手挤压引流袋,检查引流装置是否密闭(图6-22)。

7. 嘱患者深吸气,有效咳嗽排痰,观察引流管内液面的波动情况(图6-23)。

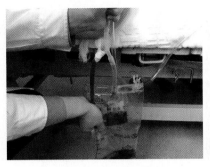

图6-22　检查密闭性

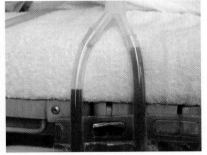

图6-23　观察液面波动

8. 观察胸腔引流袋内液体的颜色、性质和量(图6-24)。

9. 听诊双肺呼吸音(图6-25)。

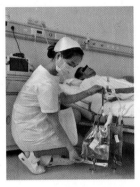

图6-24　观察引流液情况

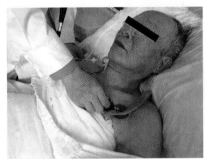

图6-25　听诊呼吸音

10. 操作完毕,协助患者躺下取半卧位。整理床单位,洗手。记录患者呼吸音、胸液的颜色、性质和量。

【评价】

1. 胸腔引流管固定好,引流通畅,准确记录引流液颜色、性质、量。

2. 胸腔引流管内有少量液体引出,引流管液平面有波动。

3. 插管处无渗液,敷料清洁、干燥。

【健康教育】

1. 指导患者尽量采取半卧位,活动时防止牵拉、扭曲管道以免引起疼痛,指导管道滑脱时应立即封闭插管处。

2. 告知患者活动时,引流袋必须置于水平位以下(60～100cm),避免引流液反流入胸腔(图6-26)。

3. 协助患者有效咳嗽排痰,利于引流液的排出,促进肺复张(图6-27)。

4. 指导患者患侧上肢肢体功能锻炼及桥式运动(图6-28和图6-29)。

5. 告知患者一旦出现胸闷憋气及脱管,立即呼叫医护人员。

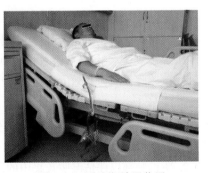

图6-26　引流瓶放置位置

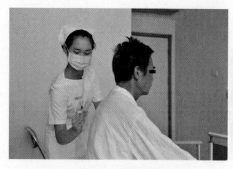

图 6-27　协助排痰

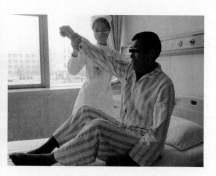

图 6-28　患侧上肢功能锻炼

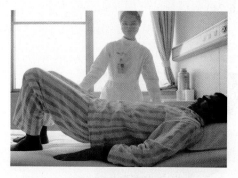

图 6-29　桥式运动

【注意事项】

1. 检查引流管接头部的链接和固定情况,防止松动、脱落。

2. 密切观察引流装置的密闭性,更换引流袋时,应双重夹闭引流管上端,以防空气进入胸腔。

3. 经常用手顺管向下挤压,以防血凝块或纤维素凝块堵塞管腔,保持引流通畅。

4. 观察引流管液面的波动情况,平静呼吸时水柱波动 4～6cm,深吸气及有效咳嗽时可达 8～12cm。

5. 观察引流液颜色、性质和量。若引流液每小时大于 100ml,持续 3 小时,提示活动性出血(图 6-30)。

6. 拔管后观察患者有无呼吸困难、气胸及皮下气肿,检查引流口渗出情况。

二、体 位 引 流

体位引流是指利用重力的作用,抬高患部位置,支气管开口向下使肺、支气管内分泌物排出体外。适用于治疗慢性阻塞性肺疾病、肺脓肿,尤其是慢性支气管炎和支气管扩张等。

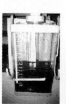

活动性出血

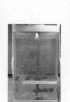

乳糜胸

正常胸引液

图 6-30　不同性质的胸液

【目的】

1. 气管内分泌物排出体外,达到最佳的引流效果。

2. 提高氧含水平,有效改善机体缺氧状态。

3. 改善呼吸肌力和效力产生咳嗽反射。

【评估】

1. 评估患者的病情是否有影响训练的基础疾病如瘫痪、营养不良、心血管疾病、颅压增高等,评估患者耐受力和配合程度。

2. 听诊肺部以评估湿啰音集中的部位。

3. X 线胸片提示的炎症病灶所在的肺叶或肺段,以评估有效的引流体位。

4. 评估环境是否清洁、舒适、安静,可采取适当遮挡。

【计划】

1. 护士准备　着装整洁,洗手,戴口罩。

2. 物品准备

(1) 枕头、软垫等协助体位摆放的用具。

(2) 备好痰杯、纸巾和听诊器。

(3) 检查调节祛痰振肺仪(图6-31),设定频率时间10~15分钟。

(4) 备好其他抢救物品:负压吸引器、吸痰管及护理记录单。

3. 环境准备　关闭门窗,调节室温,必要时屏风遮挡,无关人员回避。

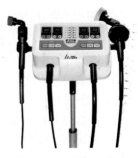

图 6-31　祛痰振肺仪

4. 核对医嘱,携用物至床旁。

5. 辨识患者,向患者及家属解释体位引流的目的、步骤和配合操作的方法,按需要排大小便。

【实施】

1. 选择有效体位　根据病变部位,病人经验采取适当体位。坐位或半卧位促进肺上叶引流;由一侧卧位转为仰卧位再转为另一侧卧位促进肺中叶引流;头低足高位、俯卧位促进肺下叶引流(图6-32)。

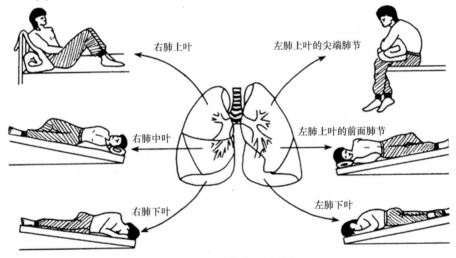

图 6-32　6 种体位引流卧位

2. 指导患者间歇深呼吸,并有效咳嗽,将蓄积的痰液从小气管引流到气管。

3. 使用空心掌叩背或使用祛痰振肺仪治疗,以促进痰液排出(图6-33)。

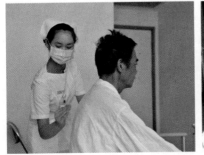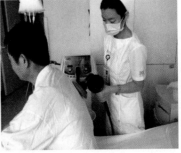

图 6-33　空心掌扣背、祛痰振肺仪治疗

4. 协助患者有效咳嗽排痰,并将痰液置于痰杯,清洁患者面部。

5. 操作完毕,协助患者坐起。整理床单位,洗手。祛痰振肺仪整理好备用。

6. 准确记录引流时间。详细记录患者病情、生命体征、咳痰情况如性质、量和颜色。

【评价】

1. 患者进行引流时能够很好地配合,采取的体位能够耐受。

2. 患者在体位引流作用下咯出大量痰液。

3. 听诊患者肺呼吸音改变,痰鸣音消失。

4. X线胸片跟踪肺内分泌物情况,胸片好转。并通过血气分析监测肺内分泌物清除效果,提供氧合的客观数据,血气分析趋于好转。

【健康教育】

1. 指导患者在进行体位引流过程中做腹式呼吸,促使分泌物的排出。

2. 告知患者体位引流时如有不适及时告知医护人员。

3. 指导患者引流后用清水或漱口剂漱口,减少呼吸道感染的机会。

【注意事项】

1. 引流过程中护士应密切观察病情变化,如感头晕、眩晕呼吸困难加重,立即停止引流。

2. 引流体位不宜刻板执行,必须采用患者既能接受,又易于排痰的体位。

3. 在进行支气管引流前5~10分钟稀释肺部分泌物;祛痰药雾化吸入;痰液较多者应严密监护,以免引起窒息,必要时用纤维支气管镜吸痰。

4. 一般每日引流次数为2~3次,每次15~20分钟,身体倾斜度10°~45°,准确记录24小时痰量。

5. 体位引流前患者宜空腹或1小时前停止进食,以免造成误吸。

6. 体位引流同时配合叩拍、深呼吸及咳嗽,有助于达到排痰的目的。

7. 头外伤、胸部创伤、咯血、严重心血管疾病患者不宜采用头低足高体位引流。

8. 预防因体位变化而对血流动力学的影响,如血压骤然增高、颅压增高、腹压增高、心力衰竭、动脉瘤破裂等。

三、呼吸功能锻炼法

【目的】

扩大胸廓,扩张小气道和肺泡,增加肺泡通气,减少生理死腔量,减少死腔通气,从而得到最大的肺活量。

【评估】

1. 评估患者是否正确理解配合操作目的。

2. 评估患者是否有影响训练的基础疾病如瘫痪、营养不良等。

【计划】

1. **护士准备** 着装整洁,洗手,戴口罩。

2. **物品准备** 护理记录单。

3. **环境准备** 安静,光线明亮,室温适宜。

4. 查对医嘱。

5. 查对患者腕带,向患者及家属解释操作的目的及过程,取得合作。

【实施】

腹式呼吸是以膈肌运动为主的呼吸运动。由于吸气时横膈膜会下降,把脏器挤到下方,因此肚子会膨胀,而非胸部膨胀。为此,呼气时横膈膜将会比平常上升,因而可以进行深度呼吸,呼出较多易停滞在肺底部的二氧化碳。

(1)吸气方式:吸气时气体由鼻孔吸入,把气体深缓地吸入肺底部,保持3秒钟。

(2)呼气方式:呼气时气体经口腔呼出,要缩拢双唇起到增加气道阻力作用,使气体经过缩窄的双唇之间缓慢呼出(图6-34)。

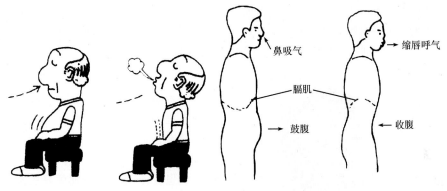

图6-34 腹式呼吸

(3)可配合躯体动作运动:举手时吸气,放手时呼气,充分提高呼吸效率。

(4)也可将双手放在腹部,吸气时可感受到鼓腹,呼气时收腹(图6-35)。

(5)吸气与呼气的时间比为1∶2较适宜。

(6)每次呼吸训练以3次呼吸作为1个周期。

(7)膈肌每下降1cm相当于增加100ml的潮气量。

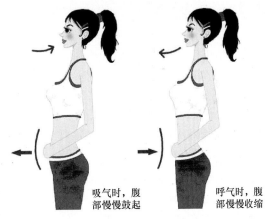

吸气时,腹部慢慢鼓起　　呼气时,腹部慢慢收缩

图6-35 腹式呼吸

【评价】

1. 患者可正确掌握胸式呼吸和腹式呼吸方法。

2. 患者膈肌下降。

3. 患者能够耐受训练,无头晕疲劳症状。

【健康教育】

告诉患者正确呼吸锻炼的方法。

【注意事项】

1. 训练过程要由简至繁,待患者掌握动作要领后再进行下一步训练。

2. 训练过程中患者出现不适与疲劳症状要及时给予终止。

3. 要评估呼吸训练效果,如膈肌下降的幅度。

四、摇振手法排痰

摇振手法排痰是指用外力通过对患者胸腔的摇振及挤压作用,使肺部压力升高,从而打开萎陷的肺泡,达到促使肺部分泌物排出的目的。

【目的】

促使肺部分泌物排出。

【评估】

1. 评估患者是否可正确理解操作的目的。

2. 评估患者是否有影响训练的基础疾病如生命体征不稳定、严重心率失常、高颅压、严重癫痫、气胸、急性肺水肿、咯血、高危出血者、哮喘持续状态等。

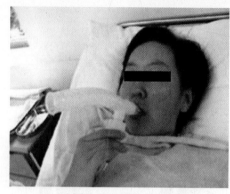

图6-36　雾化吸入

【计划】

1. **护士准备**　着装整洁,洗手,戴口罩。

2. **物品准备**　护理记录单。

3. **环境准备**　安静,光线明亮,室温适宜。

4. 查对医嘱。

5. 辨识患者,向患者及家属解释摇振手法排痰的目的及过程,并取得同意。

【实施】

1. 听诊,看X线胸片。

2. 气道湿化、雾化,双肺触诊(图6-36)。

3. 叩拍患侧,从腋前线、腋后线到肋弓缘的三角区域,交替拍击10~20次。

4. 胸壁震荡,操作者双手掌重叠,并将手掌置于欲引流的胸廓部位,吸气时手掌随胸廓扩张慢慢抬起,不施加任何压力,从吸气最高点开始,在整个呼气期手掌紧贴胸壁,施加一定压力并作轻柔的上下抖动,即快速收缩、松弛手臂和肩膀(肘部伸直),以震荡病人胸壁5~7次,每一部位重复6~7个呼吸周期。震荡法只在呼气期进行,且紧跟叩击后进行。

【评价】

1. 分泌物减少,量少于25ml/d。

2. 病变部位呼吸音改善,无啰音。

3. 胸片改善/肺X线片清晰。

4. 呼吸模式/呼吸机的设定条件降低。

5. 患者对治疗的反应良好,生命体征平稳。

6. SPO_2/血气分析好转。

【健康教育】

1. 告诉患者正确体位的摆放方法。

2. 教会患者配合手法排痰的方法。

【注意事项】

1. 在患者呼气相进行摇振手法排痰。

2. 摇振的幅度、力度要根据患者的体格和承受能力来进行。

3. 摇振时按压要从0→-1cm→-2cm→-3cm连续三次进行。

第七章

泌尿外科常用护理技术

第一节　膀胱冲、灌洗护理技术

膀胱冲、灌洗可缓解局部疼痛和刺激症状，保持尿道通畅，预防或减轻泌尿系统感染，是泌尿外科常用的护理技术。

一、持续膀胱冲洗技术

持续膀胱冲洗是通过三腔尿管将0.9%氯化钠灌入膀胱内，稀释引流出膀胱内的血液，避免膀胱内形成血凝块导致下尿路梗阻而引起出血、膀胱痉挛等一系列不良反应。

【目的】

解除尿道阻塞，保持尿管通畅。

【评估】

1. 评估患者合作程度及心理反应。
2. 评估环境是否安全、安静，可采取适当遮蔽。

【计划】

1. **护士准备**　着装整洁，洗手，戴口罩。
2. **物品准备**

（1）治疗车上层：无菌换药盘2个（镊子2把、0.25‰碘伏棉球6个）、止血钳1把。根据医嘱配置冲洗液（或3000ml 0.9%氯化钠），膀胱冲洗器（输液器）2个，快速手消液（或擦手毛巾），无菌镊子罐，消毒治疗盘，无菌引流袋2个、别针1个。

（2）治疗车下层：医疗垃圾桶，生活垃圾桶，量杯（图7-1）。

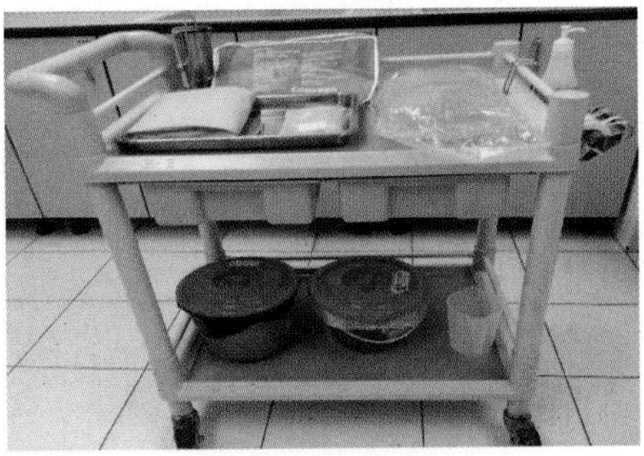

图7-1　准备用物

3. **环境准备**　保持环境安全、整洁，做好标准防护。
4. 核对医嘱，携用物至患者床旁。
5. 辨识患者，向患者及家属解释技术执行的目的及过程，并取得同意。

【实施】

1. 协助患者取合适体位（图7-2）。
2. 将膀胱冲洗液挂于输液架上，常规消毒冲洗袋（图7-3），连接冲洗器。
3. 将膀胱冲洗器管内气体排出并夹闭（图7-4）。

4. 打开清洁治疗盘内治疗巾(图7-5)。

5. 暴露患者已留置的三腔尿管衔接部位(图7-6),取弯盘放于患者身旁。

6. 用镊子夹取碘伏棉球依次消毒尿管冲洗口接口的内壁→外壁→内壁(图7-7至图7-9)。

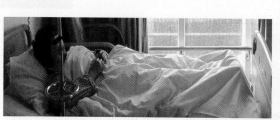

图7-2　取合适体位

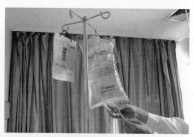

图7-3　消毒

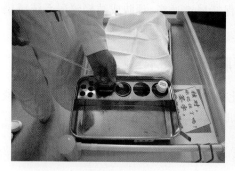

图7-4　排气

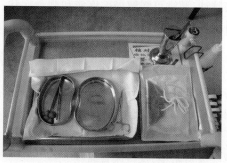

图7-5　治疗车上层用物

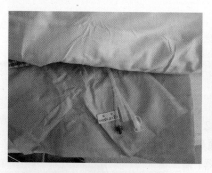

图7-6　暴露操作部位

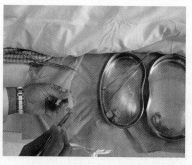

图7-7　消毒冲洗口接口的内壁

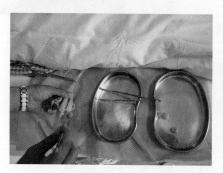

图7-8　消毒冲洗接口外壁

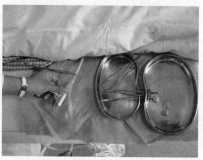

图7-9　消毒冲洗接口内壁

7. 将膀胱冲洗器与尿管冲洗口连接(图7-10),松开止血钳观察冲洗是否通畅及冲洗液的颜色,询问和观察患者的反应。

8. 根据引流液的颜色调节冲洗速度,一般冲洗液面距床面约60cm,冲洗速度为80~100滴/分(图7-11),冲洗液温度为室温即可或遵医嘱。

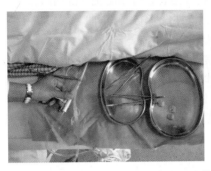
图7-10 将膀胱冲洗器与尿管冲洗口连接

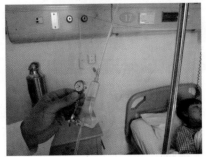
图7-11 调节膀胱冲洗速度

9. 治疗结束,遵医嘱停止膀胱冲洗步骤如下。

(1)合理暴露操作部位,注意保暖(图7-12)。

(2)打开清洁治疗盘内治疗巾,将换药盘放于患者身旁(图7-13)。

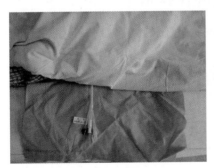
图7-12 合理暴露操作部位

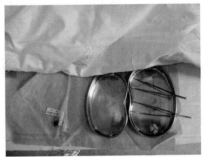
图7-13 将换药盘放置患者身旁

(3)关闭膀胱冲洗器(图7-14),分离尿管冲洗口接头及冲洗器接头,用镊子分别夹取碘伏棉球依次消毒尿管冲洗口接口的内壁→外壁→内壁。

(4)扣上尿管冲接口盖子(图7-15)。

10. 整理床单位,快速手消液消毒双手(图7-16),拉开隔帘,推车返回。整理用物,洗手。

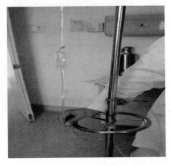
图7-14 关闭膀胱冲洗器

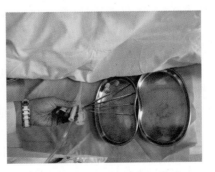
图7-15 扣上尿管冲接口盖子

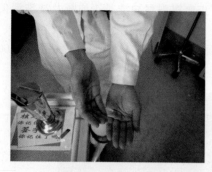

图 7-16　消毒双手

【评价】

膀胱冲洗、引流均通畅,引流管妥善固定。

【健康教育】

1. 指导患者在持续膀胱冲洗期间保持合适卧位,防止引流管及冲洗管打折、弯曲、受压、脱出等情况发生,保持通畅。

2. 指导患者在持续膀胱冲洗期间保持引流袋高度低于耻骨联合水平,防止逆行感染。

3. 告知患者不得随意调节冲洗的滴速。

4. 教育患者停止膀胱冲洗后应多饮水,保证尿量大于 2000ml/24h,以达到自身冲洗作用。

5. 指导患者在留置尿管期间防止尿管打折、弯曲、受压、脱出等情况发生,保持通畅。

【注意事项】

1. 加强巡视,观察冲洗液的颜色、性质、量,并做好记录,有异常及时与医生联系。

2. 冲洗时冲洗液瓶内液面距床面约 60cm,冲洗速度根据引流液的颜色、量进行调节,一般为 80 ~ 100 滴/分。

二、膀胱灌注技术

膀胱灌注技术是指将药物通过导尿管进入膀胱,并保留一定时间,以达到局部疗效。

【目的】

治疗残余病变及原位癌,降低肿瘤复发的可能性及延缓肿瘤复发时间。

【评估】

1. 评估患者合作程度及心理反应。

2. 评估尿液的颜色、性质、量,尿管是否通畅。

3. 评估环境是否安全、安静,可采取适当遮蔽。

【计划】

1. 护士准备　着装整洁,洗手,戴口罩。

2. 物品准备

(1) 治疗车上层:无菌换药盘 2 个(盘内放 0.25‰碘伏棉球 6 个、镊子 2 把、止血钳 1 把)、配置好的灌注用药、注射器注入 0.9% 氯化钠适量(灌注化疗药后冲洗尿管用)、快速手消液 1 瓶,防渗漏尿垫两个,无菌镊子罐,清洁手套。

(2) 治疗车下层:生活垃圾桶 1 个,医疗垃圾桶 1 个,1000ml 量杯 1 个(图 7-17)。

3. 环境准备　保持环境安全、整洁,做好标准防护。

4. 核对医嘱,携用物至患者床旁。

5. 辨识患者,向患者及家属解释技术执行的目的及过程,并取得同意。

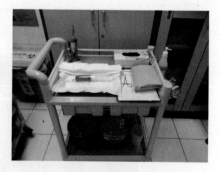

图 7-17　准备用物

【实施】

1. 将引流袋内的尿液排空后快速手消液消毒双手(图7-18)。

2. 操作者做好灌注化疗药的防护(图7-19)。

3. 协助患者取平卧位,合理暴露操作部位,臀下垫防渗漏尿垫(图7-20)。

4. 打开无菌治疗盘内治疗巾,将换药盘放置患者身旁(图7-21)。

5. 打开冲洗口的盖子,用镊子分别夹取碘伏棉球依次消毒尿管引流口接口的内壁→外壁→内壁。

6. 将配置好的灌注用药经尿管冲洗口缓慢注入膀胱(图7-22),同时注意观察患者的反应。注射完毕后再经尿管注入5～10ml,0.9%氯化钠冲洗导尿管,以免药液残留在导尿管内(图7-23)。

7. 取出注射器,并夹闭导尿管(图7-24),用另一把镊子分别夹取碘伏棉球依次消毒尿管冲洗口接口的内壁→外壁→内壁,扣上冲洗口的盖子。

8. 协助患者抬高臀部,根据医嘱指导患者采取仰卧位(图7-25)、左侧卧位(图7-26)、右侧卧位(图7-27)、俯卧位(图7-28)并保留药物一定时间。

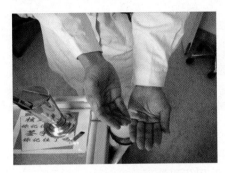

图7-18　快速手消液消毒手

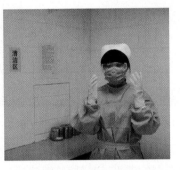

图7-19　做好防护

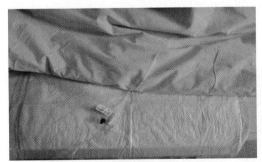

图7-20　合理暴露操作部位

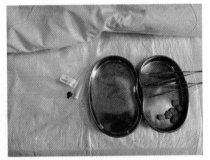

图7-21　换药盘放置患者身旁

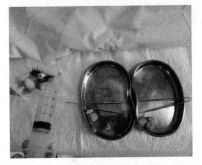

图7-22　经尿管冲洗导管缓慢注入药物

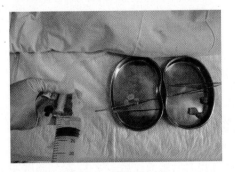

图7-23　冲洗导尿管

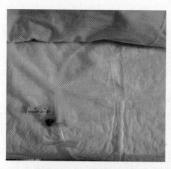

图 7-24 夹闭导尿管

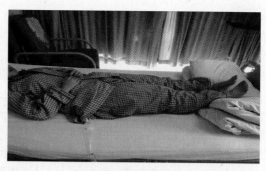

图 7-25 仰卧位

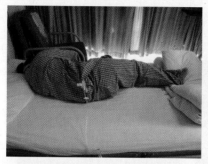

图 7-26 左侧卧位

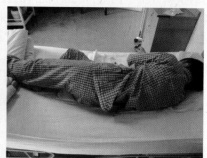

图 7-27 右侧卧位

9. 收拾用物,整理床单位,快速手消液消毒双手,打开隔帘,推车返回。

10. 整理用物,洗手,记录膀胱灌注的时间、用药和量。

11. 依据医嘱用药时间到后,至患者床前,再次核对患者信息,打开夹闭的导尿管(图 7-29),将含有化疗药的尿液排放至指定地点。更换尿垫,观察引流情况,嘱患者多饮水。推车回治疗室,洗手,记录停止膀胱灌注的时间。

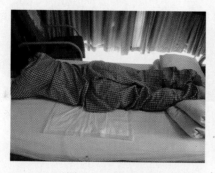

图 7-28 俯卧位

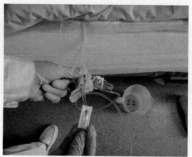

图 7-29 打开夹闭的导尿管

【评价】

灌注药液经尿管到达膀胱,药液无外渗。

【健康教育】

1. 告知患者灌注前少量饮水防止稀释药液。

2. 指导患者膀胱灌注后多饮水,起到膀胱冲洗的作用,减少药物的吸收。

3. 告知患者膀胱灌注后如有尿频、尿急、尿痛等不适及时通知医护人员。

【注意事项】

1. 配置化疗药物时,需在治疗室指定地点配置,医护人员做好配置化疗药的防护。

2. 灌注药物时要防止外漏,速度不宜过快,一般 2～3 分钟灌入膀胱内。

3. 防止药物接触到皮肤上,一旦发生立即用清水冲洗。

第二节　管路护理技术

做好泌尿外科相关管路的护理可以预防感染的发生,保证充分引流,促进患者痊愈。本节主要介绍尿管护理和引流袋的更换。

一、留置尿管的护理

尿管护理是在无菌原则下每日擦洗消毒会阴部及尿管的护理技术。

【目的】

保持患者会阴部清洁,预防感染发生。

【评估】

1. 评估患者合作程度及心理反应。

2. 评估会阴部的清洁程度。尿管是否通畅,尿液的颜色、性质、量。

3. 评估环境是否安全、安静。

【计划】

1. 护士准备　着装整洁,洗手,戴口罩。

2. 物品准备

(1) 治疗车上层

1) 男性患者:无菌换药盘 2 个(盘内放 0.25‰碘伏棉球 5 个、粗纱布 2 块,镊子 2 把),无菌镊子罐,快速消手液 1 瓶,清洁手套。

2) 女性患者:无菌换药盘 2 个(盘内放干棉球 6 个、粗纱布 1 块,镊子 2 把),冲洗壶(温开水 500ml+碘伏 25ml 配成 0.25‰碘伏冲洗液,温度为 38～41℃),无菌镊子罐,快速消手液 1 瓶,清洁手套。

(2) 治疗车下层:生活垃圾桶 1 个,医疗垃圾桶 1 个,1000ml 量杯 1 个(患者床旁已放置量杯)(图 7-30 和图 7-31)。

3. 环境准备　保持环境安全、整洁,做好标准防护。

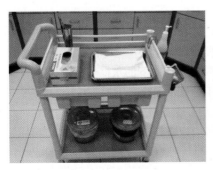

图 7-30　为男性患者准备的用物

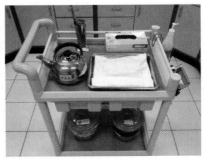

图 7-31　为女性患者准备的用物

4. 核对医嘱,携用物至患者床旁。

5. 辨识患者,向患者及家属解释技术执行的目的及过程,并取得同意。

【实施】

1. 男患者尿道口护理

(1) 协助患者脱裤至膝上,注意保暖。

(2) 患者仰卧,双腿屈曲分开,充分暴露尿道口和尿管。

(3) 打开清洁治疗盘内治疗巾,用无菌镊子夹取 1 块纱布放入弯盘中,将打开的 2 个换药盘放于患者身旁。

(4) 用纱布将尿道口、冠状沟暴露,弯盘内的 5 个碘伏棉球消毒顺序:环状擦拭尿道口→龟头→冠状沟→纵向擦拭尿管→(换一把镊子及一块纱布)环行擦拭尿道口,擦拭完后用纱布将包皮复原(图 7-32)。

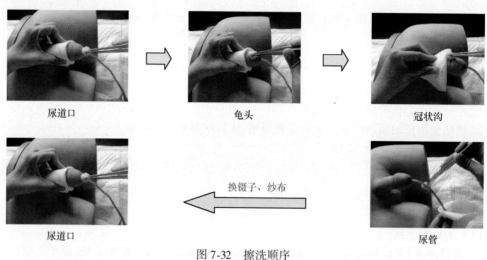

图 7-32　擦洗顺序

(5) 为患者穿好裤子,整理床单位,使患者卧位舒适,开窗通风。

(6) 快速手消液消毒双手,回治疗室处理用物。

2. 女患者尿道口护理

(1) 协助患者脱裤至膝上,注意保暖。

(2) 患者仰卧,双腿屈曲分开,充分暴露尿道口和尿管,臀下铺棉垫,并放好便盆。

(3) 打开换药盘内治疗巾,用无菌镊子夹取 1 块纱布放入弯盘中,将打开的两个换药盘放于患者身旁。

(4) 换药盘内的 6 个干棉球冲洗顺序:阴阜→(嘱患者鼓起腹部,用棉球边冲洗边擦)对侧小阴唇、大阴唇、腹股沟→近侧小阴唇、大阴唇、腹股沟尿道口→尿管→(换一把镊子)分开左右小阴唇冲洗尿道口。夹取无菌纱布成 U 形将腹股沟及臀部下的水擦干(图 7-33)。

(5) 撤去便盆及棉垫,连同用过的镊子、换药盘放于治疗车下层。

(6) 为患者穿好裤子,卧位舒适,整理床单位,开窗通风。

(7) 快速手消液消毒双手,整理车上用物,回治疗室处理用物,洗手。

【评价】

尿管固定稳妥,管路通畅,会阴部清洁彻底。

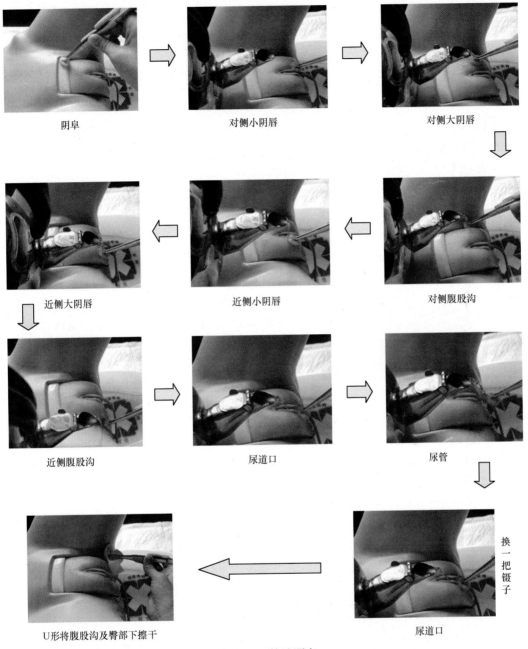

阴阜

对侧小阴唇

对侧大阴唇

近侧大阴唇

近侧小阴唇

对侧腹股沟

近侧腹股沟

尿道口

尿管

换一把镊子

尿道口

U形将腹股沟及臀部下擦干

图 7-33　擦洗顺序

【健康教育】

1. 指导患者留置尿管期间多饮水,保证尿量大于 2000ml/24h。

2. 指导患者引流袋高度应低于耻骨联合水平,避免接触地面;避免尿管受压、打折、扭曲、脱出,保持引流通畅。

【注意事项】

1. 密切观察引流液的颜色、性质、量,如有异常及时通知医生。

2. 保持引流系统的密闭性。

3. 若尿管不慎脱出,应立即更换尿管。

二、引流袋的更换

引流袋更换是指在无菌原则下把使用过的或已被污染的引流袋从连接处拔出,把准备好的无菌引流袋连接上的操作技术。

【目的】

预防泌尿系感染。

【评估】

1. 评估患者合作程度及心理反应。

2. 评估引流管是否通畅,引流液的颜色、性质、量。

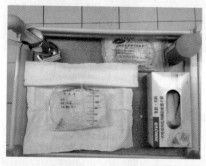

图 7-34　准备用物

3. 评估环境是否安全、安静。

【计划】

1. **护士准备**　着装整洁,洗手,戴口罩。

2. **物品准备**

(1) 治疗车上层:无菌换药盘 2 个,(盘内放 0.25‰ 碘伏棉球 3 个、镊子 1 把),一次性无菌引流袋 2 个(含备用引流袋 1 个),快速消手液 1 瓶,别针 1 个(图 7-34)。

(2) 治疗下层:生活垃圾桶 1 个,医疗垃圾桶 1 个,1000ml 量杯 1 个。

3. **环境准备**　保持环境安全、整洁,做好标准防护。

4. 核对医嘱,携用物至患者床旁。

5. 辨识患者,向患者及家属解释技术执行的目的及过程,并取得同意。

【实施】

1. 合理暴露操作部位,打开治疗巾,将换药盘放于患者身旁。

2. 用记号笔在新引流袋的相应位置写清标志、日期(图 7-35)。

3. 用别针将新引流袋固定床边,反折尿管拔除旧引流袋放入医疗垃圾桶内。用镊子依次夹取碘伏棉球分别擦拭尿管引流口接口的内壁→外壁→内壁。

4. 拔下新引流袋接口的保护帽后插入尿管的引流口(图 7-36)。

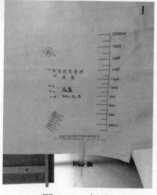

图 7-35　标志

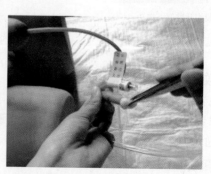

图 7-36　消毒尿管接口

5. 整理床单位,快速手消液消毒双手,推车返回,收拾用物。

【评价】

引流管未被污染,引流通畅,没有受压、打折。

【健康教育】

1. 向患者及其家属解释定期更换引流袋的重要性。

2. 指导患者妥善固定引流袋,高度低于耻骨联合水平,避免引流袋接触地面。

【注意事项】

1. 密切观察引流液的颜色、性质、量,如有异常及时通知医生。

2. 搬运患者时夹闭引流管,防止引流液逆流。搬运后要及时打开引流管的夹子,保持引流通畅。

第八章

骨科常用护理技术

搬运患者的基本原则是及时、安全、迅速地将患者搬至安全地带,防止再次损伤。本节主要介绍骨折患者急救搬运过程中的两项常用护理技术,包括徒手搬运法及担架搬运法。

一、徒手搬运法

徒手搬运法是在发生事故后不借用工具,单纯用双手将患者简单处理后转移至安全救治地点,有单人、双人、三人或多人徒手搬运法。

【目的】

1. 迅速将患者送到安全地点或医院进一步救治。

2. 最大限度地减少伤病员的痛苦。

【评估】

1. 评估患者生命体征,神志和受伤部位,重点检查伤员的头部、脊柱、胸部有无外伤,特别是颈椎是否受到损伤。

2. 评估患者的骨折部位,体重,及肢体活动情况,是否适合徒手搬运。

3. 评估转运患者距离的远近及转运通道是否通畅。

【计划】

1. 护士准备　着装整洁,洗手,戴口罩。

2. 物品准备　无特殊物品准备。

3. 环境准备　清除障碍物,确保转运通道畅通。

4. 核对医嘱。

5. 辨识患者,向患者及家属解释搬运目的及过程,并取得同意。

【实施】

1. 单人徒手搬运　适合清醒、上肢骨折,伴同侧下肢轻度损伤,能自己行走的患者。

（1）**扶持法**:适合上肢骨折的患者。

1）下肢给予简单固定后,救护者站在患者身旁,将其健侧上肢绕过救护者颈部,用手抓住患者的手(图8-1)。

2）救护者另一只手绕到患者背后,搀扶行走(图8-2)。

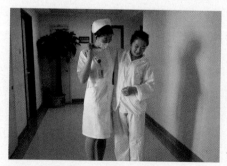

图8-1　抓住健侧

（2）抱持法：适合踝关节骨折、足部骨折及老年上肢骨折不能行走的患者。

1）救护者蹲在患者的一侧，面向患者，一只手放在患者的大腿下，另一只手绕到患者的背后，此法适用于小儿或体重较轻的患者（图8-3）。

2）救护者将其轻轻抱起（图8-4）。

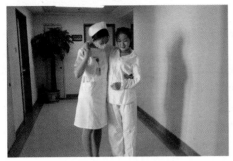

图8-2　搀扶行走

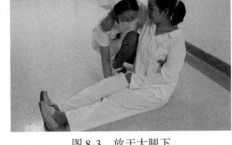

图8-3　放于大腿下

2. 双人徒手搬运　适合单侧上肢骨折不能行走及下肢胫腓骨以下骨折患者，体重偏重，无法单人搬运者。

（1）平抱和平抬法

1）两名救护者站在伤员同侧（图8-5）。

2）一名救护者蹲下将双上肢分别放于伤员的颈肩后和胸腰部（图8-6）。

3）另一名救护者蹲下将双上肢分别放于伤员的臀部及大腿后部（图8-7）。

4）两名救护者同时站起，平抱起伤员，保持步调一致（图8-8）。

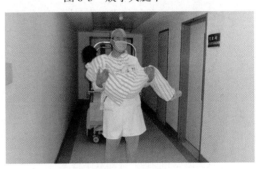

图8-4　抱式

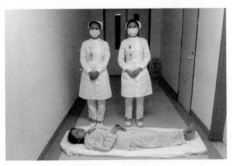

图8-5　站于同侧

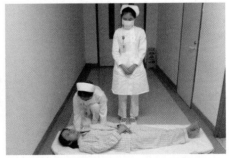

图8-6　双手放于颈肩后和胸腰部

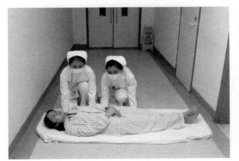

图8-7　双手放于臀部及大腿后部

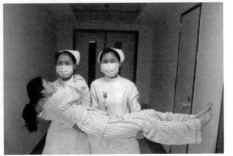

图8-8　抬起患者

（2）椅托式

1）两名救护者面对面蹲在患者的两侧,分别将靠近伤员一侧的手伸到患者背后握住对方的手腕(图8-9)。

2）救护者将另一只手伸到患者的大腿中部(腘窝处),握住对方的手腕,嘱伤者用手臂抱住救助者颈部(图8-10)。

3）救护者同时站起,行走时同时迈出外侧的腿,保持步调一致(图8-11)。

（3）双人拉车式

1）两名救护者,一人站在患者背后将两手从伤员腋下插入,把患者抱在怀里(图8-12)。

2）另一救护者反身站在患者两腿中间将伤员两腿抬起(图8-13)。

3）两名救护者一前一后地行走,保持步调一致(图8-14)。

3. 三人或多人徒手搬运　适用于脊柱骨折、髋部骨折、下肢骨折的患者。

（1）三名(或四人)救护者分别站在患者的一侧或两侧,分别站在肩、臀和膝部(图8-15)。

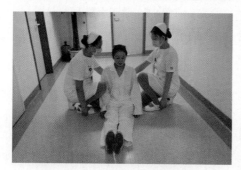

图8-9　背部双手握紧

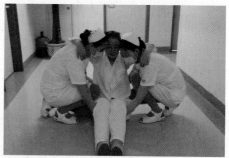

图8-10　膝下双手握紧

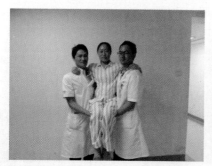

图8-11　站起

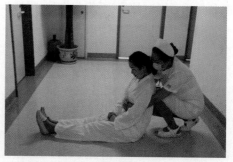

图8-12　抱住患者

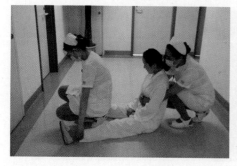

图8-13　抬起双腿

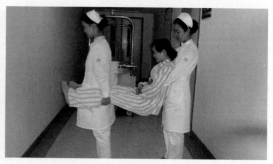

图8-14　双人拉车式

（2）同时单膝跪在地上,分别抱住患者的头、颈、肩、后背、臀部、膝部及踝部（图8-16）。

（3）救护者抬起患者,齐步前进,以保持伤员躯干不被扭转或弯曲（图8-17和图8-18）。

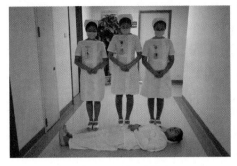

图8-15　站于同侧

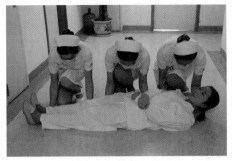

图8-16　抱住患者

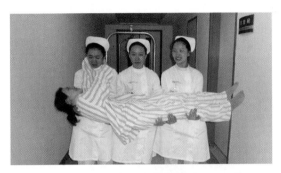

图8-17　三人同侧搬运

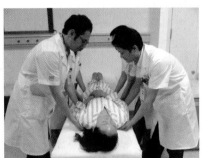

图8-18　多人异侧搬运

【评价】

1. 患者生命体征平稳,给予救治及时。

2. 患者疼痛减轻,未形成二次损伤。

【健康教育】

1. 告知患者患肢制动,防止加重损伤。

2. 告知患者放松肢体,信任救护者。

【注意事项】

1. 搬运过程中随时观察伤员的病情变化,重点观察呼吸、神志,注意保暖,但不要将头面部包盖太严,以免影响呼吸。

2. 一旦在途中发生窒息、呼吸停止、抽搐时,应停止搬运,立即进行急救处理。

二、担架搬运法

担架搬运法是运用担架将患者进行安全的移动,并尽可能地减轻再次移动对骨折部位带来的伤害。

【目的】

1. 将患者迅速送到医院进一步救治。

2. 减轻伤患者的痛苦。

【评估】

1. 重点检查患者的头部、脊柱、胸部有无外伤,特别是颈椎是否受到损伤。
2. 评估患者的体重及肢体活动情况。
3. 评估患者的受伤部位是否已按照技术操作规范进行止血、包扎、固定。
4. 评估转移通道是否通畅。

【计划】

1. 护士准备 着装整洁,洗手,戴口罩。
2. 用物准备 医用担架或门板等。
3. 环境准备 清理障碍物,保证转移通道畅通。
4. 核对医嘱,携用物至患者旁。
5. 辨识患者,向患者及家属解释搬运目的,取得同意。

【实施】

1. 把准备好的担架平放在地板上,三名抢救人员站在患者的一侧(图8-19)。
2. 其中一个抱住伤员的颈部和肩部,另一个抱住伤员腰部及臀部,第三个人抱住患者的大腿和小腿(图8-20),平稳地把伤员托起放在担架上(图8-21)。
3. 一名救护者站在担架前方,一名站在患者脚侧,两人同方向,同时站立,抬起伤员,齐步前进(图8-22)。

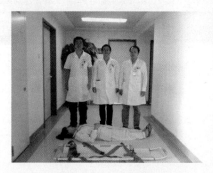

图8-19 站于同侧

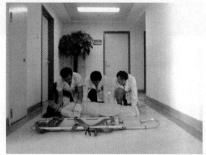

图8-20 平托患者

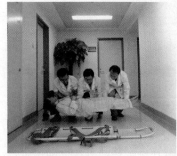

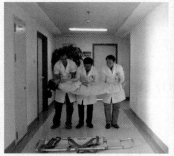

图8-21 放于担架

【评价】

1. 患者安全转运,得到及时救治,未造成二次损伤。

2. 担架类型选择合理。

【健康教育】

1. 告知患者转运过程中的注意事项。

2. 告知患者搬运过程中有不适及时沟通。

【注意事项】

1. 在人员、担架等未准备妥当时，切忌搬运。搬运体重过重和神志不清的患者时，要考虑全面。防止搬运途中发生坠落、摔伤等意外。

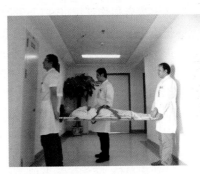

图 8-22 担架搬运

2. 在搬运过程中要重点观察患者呼吸、神志等，注意保暖，但不要将头面部包盖太严，以免影响呼吸。一旦在途中发生紧急情况，如窒息、呼吸停止、抽搐时，应停止搬运，立即进行急救处理。

3. 对脊柱骨折的伤员，绝对不能用徒手法搬运伤员，一定要用木板担架抬运，使伤员平卧，在腰部用衣服、棉花等垫好。然后用三四根绷带或布带把患者固定在木板担架上，以免在搬运过程中造成脊柱移位或扭转，以及血管和神经损伤。

第二节 骨折患者卧位护理技术

骨折患者需要定时更换卧位，以使身体的各部分肌肉轮流承受身体的重力，维持肌肉的弹性，并减少压疮等并发症的发生。本节主要介绍骨折患者卧位的常用护理技术，包括二人轴线翻身法、三人轴线翻身法。

一、二人轴线翻身法

二人轴线翻身是指由两名护士协助胸腰椎骨折及需要特殊体位患者进行翻身，使患者在翻身的时候保持脊椎平直，像轮轴转动一样的翻身方法。

【目的】

1. 协助胸腰椎损伤、胸腰椎手术及髋关节置换等患者进行床上翻身。

2. 预防压疮，增加舒适感。

【评估】

1. 评估患者年龄、体重、皮肤情况，病情、意识状态及配合能力。

2. 评估患者损伤部位、伤口情况和管路情况。

3. 评估环境是否安全、安静。

【计划】

1. **护士准备** 着装整洁，洗手，戴口罩。

2. **物品准备** 翻身枕2个。

3. **环境准备** 关闭门窗，调节室温，必要时屏风遮挡，请无关人员回避。

4. 辨识患者，向患者及家属解释更换体位的目的，取得同意。

【实施】

双人轴线翻身法（平卧位翻向左侧卧位）

1. 松开被尾（图8-23）。

2. 观察患者损伤部位、伤口及管路情况。

3. 护士甲一手托起患者头部,一手将枕头移至左侧(图8-24)。

4. 护士甲将患者双上肢交叉放胸前(图8-25)。

5. 护士乙将患者右侧下肢移至左侧下肢上(图8-26)。

6. 护士甲一手放在患者肩部,一手放在患者臀部,使脊椎保持在同一水平线上,翻转至左侧卧位(图8-27)。

7. 护士乙将一软枕放于患者背部支持身体,另一软枕放于两膝之间并使双膝呈自然屈曲位(图8-28 和图8-29)。

8. 整理床单位,交代注意事项(图8-30)。

9. 洗手,在翻身卡上记录翻身时间。

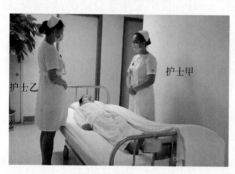

图8-23 松开被尾

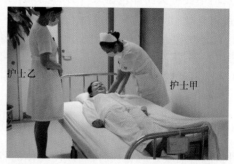

图8-24 托起患者头部,将枕头移至近侧

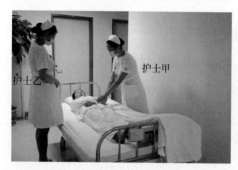

图8-25 双上肢交叉放胸前

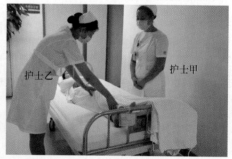

图8-26 右侧下肢移至左侧肢体上

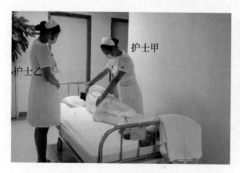

图8-27 翻转至侧卧位

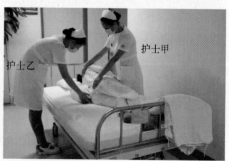

图8-28 背部下放软枕

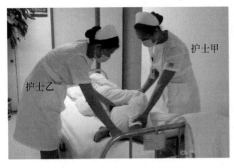
图 8-29 两膝之间放软枕

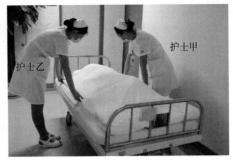
图 8-30 整理床单位

【评价】

1. 翻身过程中无牵、拉、扯现象出现,翻身后患者自述体位舒适。

2. 生命体征平稳,无其他不适。

3. 皮肤正常,无改变。

【健康教育】

告知患者轴线翻身方法,使患者参与配合。

【注意事项】

1. 翻转患者时,应注意保持脊椎平直,以维持脊柱的正确生理弯度,避免由于躯干扭曲,加重脊柱骨折、脊髓损伤。翻身角度不可超过60°,避免由于脊柱负重增大而引起关节突骨折。

2. 翻身时注意为患者保暖并防止坠床。

3. 翻身后检查腰背及骶尾部皮肤。

4. 需特殊体位患者(如髋关节置换),护士乙应在翻身过程中保持患肢的外展中立位。

二、三人轴线翻身法

三人轴线翻身法是指由三名护士对于颈椎及髋部骨折患者,进行翻身操作的方法。

【目的】

协助颅骨牵引、颈椎损伤、颈椎手术、髋关节手术后的患者在床上翻身,预防压疮,增加患者舒适感。

【评估】

1. 评估患者年龄、体重、皮肤情况,病情、意识状态及配合能力。

2. 评估患者皮肤损伤部位、伤口情况和管路情况。

3. 评估环境是否安全、安静。

【计划】

1. 护士准备 着装整洁,洗手,戴口罩。

2. 物品准备 翻身枕 2 个。

3. 环境准备 关闭门窗,调节室温,必要时屏风遮挡,请无关人员回避。

4. 核对医嘱,携用物至患者床旁。

5. 辨识患者,向患者及家属解释更换体位的目的,取得同意。

【实施】

1. 颈部骨折患者三人翻身法（平卧位翻向侧卧位）

（1）松开被尾。

（2）观察患者损伤部位、伤口及管路情况。

（3）患者仰卧,两臂交叉于胸前(图8-31)。

（4）三位操作护士均站在患者同侧将患者平移至操作者近侧床旁(图8-32)。

（5）第一操作者站在床头,用双手固定患者头部和颈部,沿纵轴向上略加牵引,使头、颈随躯干一起缓慢移动(图8-33)。

（6）第二操作者将双手分别置于肩部、腰部(图8-34)。

（7）第三操作者将双手分别置于腰部、臀部(图8-35)。

（8）三人同时用力将患者翻转至侧卧位(图8-36)。

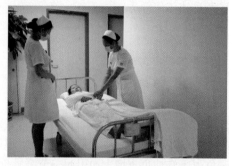

图8-31　将患者两臂交叉于胸前

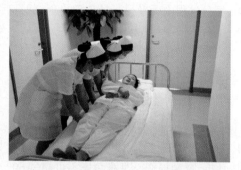

图8-32　平移患者至操作者近侧床旁

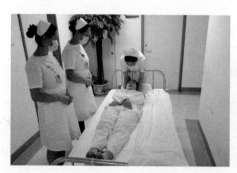

图8-33　向上牵引患者

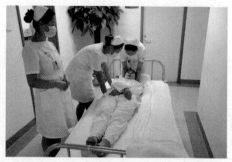

图8-34　操作者将双手分别置于肩、腰部

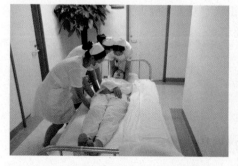

图8-35　操作者将双手置于腰、臀部

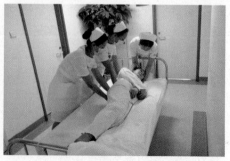

图8-36　翻转患者至侧卧位

（9）将一软枕放于患者背部,另一软枕放于两膝之间(图8-37)。

（10）整理床单位,交代注意事项,洗手,记录翻身时间(图8-38)。

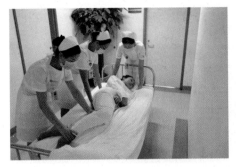
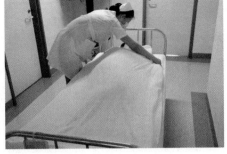

图8-37　背部两膝间放软枕　　　　　图8-38　整理床单位

2. 髋部骨折患者三人翻身法(平卧翻向侧卧位)

（1）松开被尾。

（2）观察患者损伤部位、伤口及管路情况。

（3）患者仰卧、两臂交叉于胸前(图8-39A)。

（4）三位操作护士均站在患者同侧将患者平移至操作者近侧床旁(图8-39A)。

（5）第一、二操作者位于患者两侧,第三操作者位于床尾患侧。将患者平移至患侧床旁(图8-39B)。

（6）第一、第二操作者将双手分别置于肩部、腰部(图8-40)。

（7）第三操作者扶持患者患侧肢体,给予向下牵拉力,同时保持患肢外展中立位(图8-40)。

（8）三人同时用力将患者翻转至健侧卧位(图8-41)。

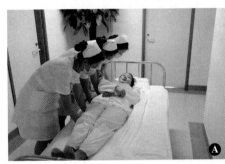
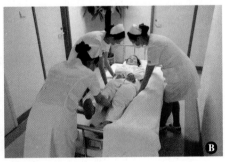

图8-39　平移患者至患侧床旁

A.患者仰卧,三人站在患者同侧;B.两位操作者站在患者的两侧,一位站于床尾患侧

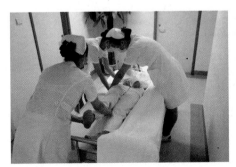
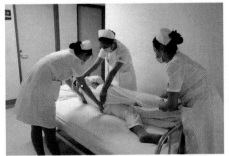

图8-40　操作者放置手位　　　　　图8-41　将患者翻转至健侧卧位

（9）第一操作者将一软枕放于患者背部，另一软枕放于两膝之间（图8-42）。

（10）整理床单位，交代注意事项，洗手，记录翻身时间（图8-43）。

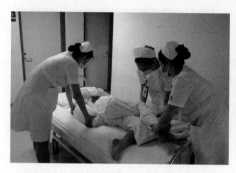
图8-42　在患者背部、两膝之间放软枕

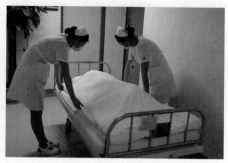
图8-43　整理床单位

【评价】

1. 患者翻身后疼痛感未增加，体位舒适，受压皮肤无压红。

2. 患者患肢及骨折部位均在功能位，皮肤正常，无改变。

【健康教育】

1. 告知患者翻身必要性，减少受压部位皮肤损伤。

2. 向患者介绍轴线翻身方法，使患者参与配合。

【注意事项】

1. 翻转患者时注意患肢保持外展中立位，患肢随上身同时翻转。

2. 翻转患者时，应注意保持脊椎平直，以维持脊柱的正确生理弯度，避免由于躯干扭曲，加重脊柱骨折、脊髓损伤和关节脱位。翻身角度不可超过60°，避免由于脊柱负重增大而引起关节突骨折。髋关节置换患者，翻身过程中保持外展中立位。

3. 患者有颈椎损伤时，勿扭曲或者旋转患者的头部，以免加重神经损伤引起呼吸肌麻痹而死亡。

4. 翻身时注意为患者保暖并防止坠床。翻身后检查腰背及骶尾部皮肤。

第三节　牵引护理技术

牵引术是利用固定的持续牵引力和对抗牵引力，作用于骨折部位，达到整复和维持复位的治疗方法。本节主要介绍皮牵引护理技术、骨牵引护理技术及兜带牵引护理技术。

一、皮牵引护理技术

皮牵引是将皮牵引套或胶带包扎于伤肢皮肤上，利用肌肉在骨骼上的附着点，使牵引力传递到骨骼，达到复位、固定的目的。

【目的】

1. 使骨折部位得以复位、固定与休息。

2. 减轻患者疼痛。

【评估】

1. 评估患肢皮肤有无破损、炎症，评估患者肌肉力量。

2. 评估环境是否安全、安静。

【计划】

1. 护士准备 着装整洁,洗手,戴口罩。

2. 用物准备

(1) 牵引套一副,应根据肢体周径选择大小号,包括牵引套、扩张板、牵引绳1m(图8-44)。

(2) 牵引架,包括滑轮、重锤等(图8-45)。

(3) 护理记录单。

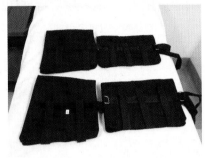
图8-44 牵引套

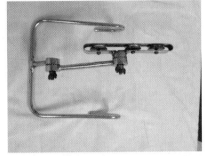
图8-45 牵引架

3. 环境准备 关闭门窗,调室温,必要时屏风遮挡。

4. 核对医嘱,携用物至患者床旁。

5. 辨识患者,向患者及家属解释皮牵引的目的及过程,并取得同意。

【实施】

1. 摆放体位 患者取平卧位,撤去被子,暴露患肢(图8-46)。

2. 一人用双手牵拉固定患肢轻轻抬离床面约10cm(图8-47)。

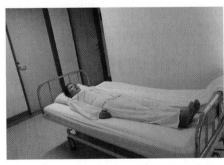

图8-46 摆放体位

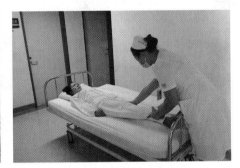
图8-47 牵拉固定患肢

3. 另一人将皮牵引套平铺于床上,并调节好长度,暴露膝关节(图8-48)。

4. 包裹牵引的肢体,轻轻放下患肢(图8-49)。

5. 骨突出部位用棉垫或棉花包绕、垫好(图8-50)。

6. 系皮牵引套上的尼龙搭扣(图8-51)。

7. 安装牵引架(图8-52)。

8. 系好牵引绳(图8-53)。

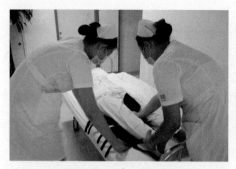

图 8-48　铺放皮牵引套

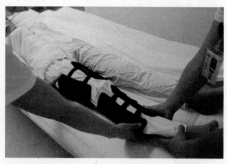

图 8-49　包裹牵引的肢体

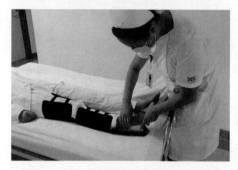

图 8-50　棉垫或棉花包绕、垫好骨突出部位

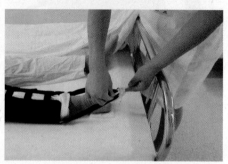

图 8-51　系尼龙搭扣

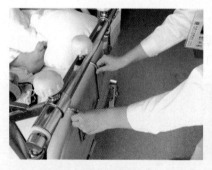

图 8-52　安装牵引架

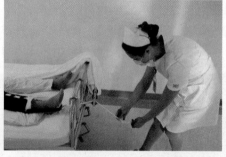

图 8-53　系牵引绳

9. 挂上重锤,悬离地面(图 8-54)。

10. 全面检查牵引情况,包括牵引架的位置、角度、高度及牵引绳有无阻力等,确保牵引符合要求,牵引有效。

11. 操作完毕,整理床单位,患肢保暖。

12. 观察患肢皮牵引位置、患肢末梢血运情况,做好护理记录。

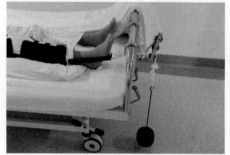

图 8-54　挂重锤

【评价】

1. 患者疼痛症状得到改善。

2. 患者牵引肢体未出现局部疼痛、麻木,牵引部位皮肤完好,无破损。

【健康教育】

1. 告知患者及家属不能擅自改变体位,不能随便增减牵引重量。

2. 告知患者牵引过程中注意事项。

3. 指导患者进行功能锻炼,如股四头肌静止收缩,防止伤肢肌肉萎缩、关节僵硬和因长期卧床而致的各种并发症。

【注意事项】

1. 牵引松紧度以能够伸进 1～2 指为宜,牵引重量一般不超过 5kg,遵医嘱进行调整。

2. 牵引期间应每日检查牵引装置及效果,保证有效牵引。

3. 告知家属不可在牵引绳上悬挂物品。

4. 每日用清水擦洗肢体后再重新捆绑,并注意检查皮肤完整性。

5. 牵引时注意观察皮肤有无红肿、摩擦伤等早期压疮症状,以便早期发现早期处理。

二、骨牵引护理技术

骨牵引是利用穿入骨内的骨圆针或颅环弓,对躯体患部进行牵引,牵引力直接作用于骨骼,能更好地对抗肌肉痉挛或收缩(较皮牵引力大 5～6 倍以上),起复位、固定与制动作用。

【目的】

1. 牵拉关节或骨骼,使脱位的关节或错位的骨折复位,并维持复位后位置。

2. 牵拉及固定关节,以减轻关节面所承受的压力,缓解疼痛,使局部休息。

3. 需要矫正和预防因肌肉挛缩所致的关节畸形。

【评估】

1. 评估患者病情、穿针点皮肤、患肢肿胀等情况。

2. 评估环境是否安全、安静。

【计划】

1. 护士准备 着装整洁,洗手,戴口罩。

2. 用物准备

(1) 骨牵引器械包 1 个,包括克氏针数枚。

(2) 切开包 1 个。

(3) 牵引弓 1 个(颅骨牵引弓 1 个)(图 8-55 和图 8-56)。

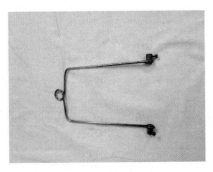
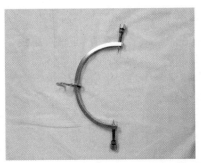

图 8-55　骨牵引弓　　　　　　图 8-56　颅骨牵引弓

（4）牵引绳1.5m；牵引重锤；局麻药品（包括10ml、20ml注射器1~2个，2%利多卡因10~20ml）。

（5）皮肤消毒盘（包括2%碘酒、酒精、棉签等用物）。

（6）抗生素空瓶两个。

（7）无菌手套两副。

（8）护理记录单。

3. 环境准备 关闭门窗，调室温，必要时屏风遮挡，请家属回避。

4. 核对医嘱，携用物至患者床旁。

5. 辨识病人，向患者及家属解释骨牵引的目的及过程，并取得同意。

【实施】

1. 配合医生消毒皮肤，选择进针点并做标记，铺无菌巾（图8-57）。

2. 配合医生用2%利多卡因进行局部麻醉。

3. 医生将牵引针穿好后，安装牵引弓和牵引绳、滑轮、牵引支架系统进行持续牵引（图8-58）。

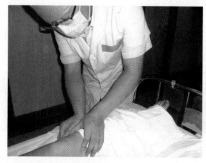
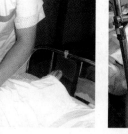
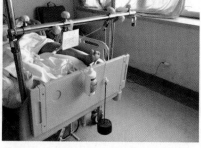

图8-57　消毒皮肤，选择进针，铺无菌巾　　　图8-58　持续牵引

4. 全面检查牵引架的位置、角度、高度及牵引绳有无阻力等，确保牵引符合要求，牵引有效。

5. 操作完毕，整理床单位，患肢保暖。

6. 观察患肢骨牵引位置、患肢末梢血运情况，做好护理记录。

【评价】

1. 患者疼痛症状得到改善。

2. 患者牵引肢体末梢血液循环及活动、感觉情况良好。

3. 颅骨牵引患者未出现头晕、恶心、呕吐症状。

【健康教育】

1. 告知患者牵引后注意事项，维持牵引体位；不随意增减牵引重量；牵引肢体若出现局部疼痛、麻木及时向医务人员反应。

2. 告知患者牵引过程中应进行功能锻炼，防止肌肉萎缩、关节僵硬、下肢深静脉栓塞、压疮、坠积性肺炎等并发症。

3. 告知颅骨牵引的患者宜吃软食，且缓慢进食，以防窒息。如有头晕、恶心、呕吐等不适，及时告知医护人员。

【注意事项】

1. 术前询问过敏史，尤其是麻醉药物过敏史，如过敏者，可用非敏感麻醉药物，并做过敏试验。

2. 经常观察牵引装置是否正确,并维持其效能。如牵引架有无倾斜,牵引弓是否松脱,牵引针有无滑动等。

3. 牵引针眼处在牵引术后用纱布条缠绕,术后1日去掉沾有血迹的纱布条,每日用0.5%碘伏消毒2次。但不能去掉针眼周围形成的保护痂,以免感染。

4. 观察牵引肢体末梢血液循环及活动、感觉情况。在冬季,注意牵引肢体保暖。

三、兜带牵引护理技术

兜带牵引是利用厚布或皮革按局部体形和治疗目的制成各种兜带,托扎身体的受力部位,再通过牵引装置进行牵引,以达到复位、固定的作用。

【目的】
对骨折部位达到复位、固定的作用,减轻患者疼痛。

【评估】
1. 评估患者是否适合应用兜带牵引。
2. 评估环境是否安全、安静。

【计划】
1. **护士准备** 着装整洁,洗手,戴口罩。
2. **用物准备**
(1) 根据牵引需要备大小适合的兜带,如颌枕带、骨盆牵引带或骨盆兜带,棉垫。
(2) 护理记录单。
3. **环境准备** 关闭门窗,调室温,必要时屏风遮挡,请家属回避。
4. 核对医嘱,携用物至患者床旁。
5. 辨识患者,向患者及家属解释兜带牵引的目的及过程,并取得同意。

【实施】
1. **颌枕带牵引**(图8-59)
(1) 协助医生用颌枕带托住下颌和后枕部。
(2) 系牵引绳置于床头滑轮上,全面检查牵引情况。
(3) 观察颌枕带位置,做好护理记录。

2. **骨盆牵引**
(1) 协助医生将骨盆牵引带宽度的2/3缚在髂嵴以上的腰部。
(2) 保持牵引带在骨盆两侧对称,在足侧方向系于滑轮上牵引。

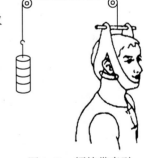

图8-59 颌枕带牵引

(3) 全面检查牵引情况,观察骨盆牵引位置,做好护理记录。

3. **骨盆兜带悬吊牵引**(图8-60)
(1) 协助医生将兜带包住患者骨盆。
(2) 两侧各系一牵引绳,交叉至对侧上方滑轮上悬吊牵引。
(3) 全面检查牵引情况,观察骨盆兜带悬吊牵引位置,做好护理记录。

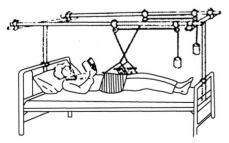

图8-60 骨盆兜带悬吊牵引

【评价】

1. 患者疼痛症状得到改善。
2. 患者牵引肢体局部皮肤无压疮。

【健康教育】

1. **颌枕带牵引** 告知患者宜吃软食,且缓慢进食。
2. **骨盆牵引** 告知患者自觉髂骨处疼痛、不适等异常情况,及时告知医护人员。
3. **骨盆兜带** 每日需清洁并检查局部皮肤有无压疮。有不适随时告知医护人员。

【注意事项】

1. 颌枕带牵引力不超过 3~5kg;加强巡视,防止颌枕带过紧压迫气管而窒息;在耳根部、下颌处适当垫棉垫或纱布,以预防耳根、下颌部及枕后压疮。

2. 骨盆牵引力为 5~15kg,根据患者体重计算牵引锤重量。需在髂骨处垫好厚棉垫,以免受力较大的牵引带压迫骨突处皮肤而致压疮。

3. 骨盆兜带悬吊牵引以能使臀部稍离开床面即可,一般每侧重 3~5kg。

第四节 固定护理技术

固定是骨折急救的重要措施,可避免骨折端在搬运过程中对周围重要组织,如血管、神经、内脏的损伤,减少骨折端的活动,以减轻患者疼痛,便于运送。凡疑有骨折者,均应妥善固定。本节主要介绍石膏绷带固定、小夹板固定及外固定架固定的操作方法。

一、石膏绷带固定护理技术

石膏绷带固定护理技术是将无水硫酸钙(熟石灰)的细粉末撒在特制的稀孔绷带上,吸水结晶后硬结成型,以达到维持固定、保持患肢的特殊体位的技术方法(图8-61 和图8-62)。

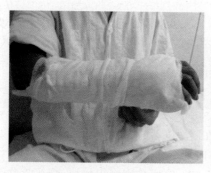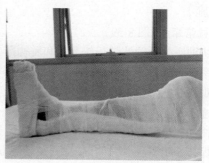

图 8-61　上肢石膏固定　　　　图 8-62　下肢石膏固定

【目的】

1. 维持固定,保持患肢的特殊体位。
2. 保护患部,减轻或消除患部的负重。
3. 封闭伤口,做患部的牵引或伸展。
4. 矫正肢体畸形。

【评估】

1. 评估骨折肢体是否复位、是否有开放性伤口、肿胀程度及局部血运情况。

2. 评估环境是否安全、安静。

【计划】

1. **护士准备**　着装整洁,洗手,戴口罩,戴手套。

2. **物品准备**

(1) 合适规格的石膏绷带(图8-63),温水。

(2) 衬垫物(棉垫、棉纸、袜套)(图8-64)。

(3) 疼痛评分卡(图8-65)。

(4) 石膏刀、剪刀、红蓝色记号笔等。

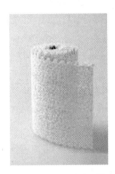
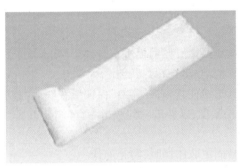

图 8-63　石膏绷带　　　　图 8-64　石膏衬垫

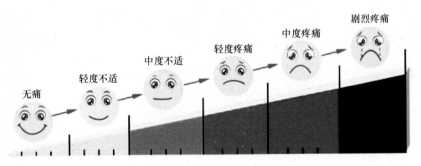

图 8-65　疼痛评分卡

3. **环境准备**　关闭门窗,调室温,必要时屏风遮挡,请家属回避。

4. 核对医嘱,携用物至患者床旁。

5. 辨识患者,向患者及家属解释石膏固定的目的及过程,并取得同意。

【实施】

1. 给予患者暴露出骨折肢体,并清洁皮肤(图8-66)。

2. 协助医生给予患肢摆放体位(图8-67)。

3. 协助医生给予患肢包裹石膏衬垫和石膏绷带(图8-68)。

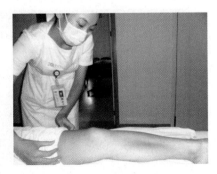

图 8-66　暴露骨折肢体

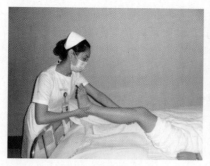

图 8-67 摆放体位

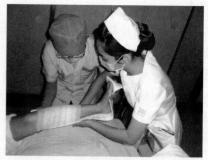

图 8-68 包裹石膏衬垫和石膏绷带

4. 行四肢石膏固定的患者需将患肢抬高,预防或减轻肢体肿胀,并悬空足跟,防受压(图 8-69)。

5. 石膏护理

(1)可用电吹风或烤灯照射促进石膏快干(图 8-70)。

(2)保持石膏清洁,防止石膏断裂。

(3)修整石膏边缘使其整齐、光滑,保证患者舒适,避免卡压和摩擦肢体。

6. 检查石膏松紧度,以伸进一到两指为宜(图 8-71)。

7. 皮肤护理

(1)给予石膏固定肢体保暖,防止冻伤。

(2)清洁石膏末端暴露的手指(足趾)、指(趾)甲(图 8-72)。

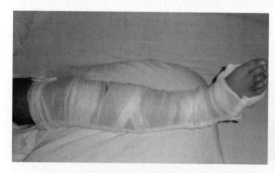

图 8-69 抬高患肢

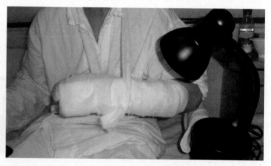

图 8-70 烘干石膏

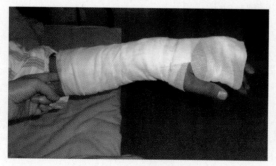

图 8-71 石膏松紧适宜

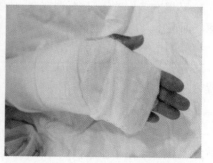

图 8-72 清洁石膏末端暴露手指
(足趾)、指(趾)甲

8. 观察并发症

（1）观察有无血循环障碍：患肢肿胀时表面皮肤紧绷,触摸质硬,皮温高,骨折端周围皮肤会呈现大面积瘀紫（图8-73）,肿胀进一步加重会产生张力性水疱（图8-74）。

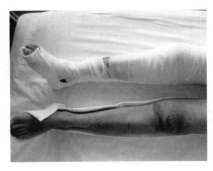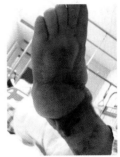

图8-73 局部瘀紫　　　　　　图8-74 水疱

（2）观察有无缺血性挛缩：多发生于前臂及小腿,是由于动脉血流受阻时间过长,导致肌肉缺血性坏死,早期症状表现为疼痛、苍白、脉搏减弱或消失、麻痹。

（3）观察是否有神经压迫症状：患肢出现疼痛、麻木、感觉减退、指（趾）不能自主活动,但血运尚好,表明神经受压。

（4）观察有无压疮：表现为局部持续性疼痛,注意有无红肿、摩擦伤等早期压疮症状。

（5）观察有无石膏综合征：躯干包扎石膏后,如发生恶心呕吐、腹胀腹痛、面色苍白、出冷汗、血压下降等症状,应考虑发生了以急性胃扩张为主要特征的一系列生理改变称为石膏综合征,应立即剖开石膏,给予胃肠减压和补液治疗,纠正水电解质紊乱。

【评价】

1. 患者疼痛减轻。

2. 患肢妥善固定,保持功能位。

【健康教育】

1. 告知患者增加食物中纤维素的含量,防止因活动减少而引起的便秘。

2. 指导患者活动石膏近端及远端的关节,防止关节僵直、促进血液循环,如前臂石膏固定者可活动肩关节及指间关节。

3. 指导患者进行肌肉的等长收缩运动,锻炼肌力的同时促进血液循环,如腿部石膏固定者可进行股四头肌等长收缩锻炼及"踝泵运动"。

4. 告知患者不要进食过饱,食用易消化食物,少量多餐。

【注意事项】

1. 行石膏固定的患者应列入交班项目,进行床头交接班。

2. 如肢体肿胀,出现血管、神经压迫症状,需要切开石膏时,应将石膏从头到尾、全层切开,防止局部压力减轻,产生肿胀消退的假象。如因肿胀消退致使石膏松动,应及时更换石膏。

3. 给予包扎时胸腹部不宜过紧,在上腹部开一石膏窗或留出一定的空间（图8-75）。

4. 如石膏内伤口出血,血迹透到石膏表面,为了明确出血是否继续,可用铅笔勾画出血迹的边界,并注明时间。如发现血迹边界短时间内不断扩大,则提示有活动性出血的可能,应立即报告医师给予处理。

5. 石膏未干时,勿在石膏上覆盖被毯,冬天可使用支被架,或用电吹风促进石膏快干；夏天

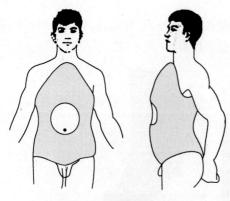

图 8-75　上腹部开石膏窗

保证病房通风即可。

6. 全身情况差,尤其心肺功能不全者、年迈者、孕妇、进行性腹水者忌作胸腹部石膏。

二、小夹板固定护理技术

小夹板固定是利用与肢体外形相适应的器材,把骨折两端或肢体固定在一定位置,使骨折或脱位在愈合过程中保持良好的对位。固定时可用特制夹板(图 8-76),或就地取用木板、木棍、树枝等(图 8-77);若无任何可利用的材料时,上肢骨折可将患肢固定于胸部,下肢骨折可将患肢与对侧健肢捆绑固定。

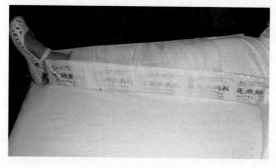

图 8-76　夹板固定

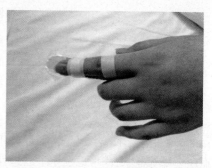

图 8-77　临时固定

【目的】

1. 维持固定,保持患肢的特殊体位。

2. 保护患部,减轻或消除患部的负重。

【评估】

1. 评估是否属于四肢长管状骨闭合性骨折。

2. 评估环境是否安静。

【计划】

1. 护士准备　着装整洁,洗手,戴口罩。

2. 物品准备　根据骨折部位及患者体型情况,选择合适的小夹板(图 8-78)、纸压垫、绷带及布带。

3. 环境准备　关闭门窗,调室温,必要时屏风遮挡。

4. 核对医嘱,携用物至患者床旁。

5. 辨识患者,向患者及家属解释小夹板固定的目的及过程,并取得同意。

【实施】

1. 协助医生给予患肢摆放体位(图 8-79)、给予患肢包裹纸衬垫(图 8-80)、给予患肢夹板固定并系好布带。

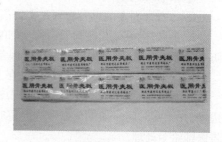

图 8-78　夹板

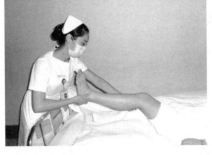

图8-79　摆放体位　　　　　　　　　图8-80　夹板固定

2. 观察夹板的松紧度,以伸进一到两指为宜(图8-81)。

3. 让患者平卧,将患肢用体位垫或枕头给予抬高,高于心脏水平,以利于血液回流,减轻肿胀,并悬空足跟,防止受压(图8-82)。

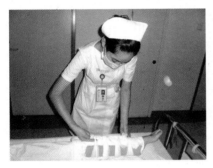
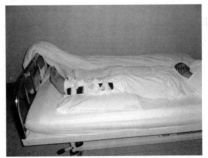

图8-81　观察夹板的松紧度　　　　　图8-82　将患肢抬高

4. 清洁暴露的手指(足趾)、指(趾)(图8-83)。

5. 密切观察末梢血运及感觉、运动功能。观察患者桡动脉或足背动脉搏动有无减弱或消失、患者是否能自主活动手指或脚趾,手触或针刺手指或脚趾时感觉是否迟钝或无感觉,末梢皮肤是否出现苍白或发青、皮温较健侧低等现象。

6. 上肢复位固定后应用三角巾托起,悬吊于胸前(图8-84);下肢固定后在搬运时,给予充分承托,保持局部不动;搬动患者注意患肢位置,防止骨折端移位。

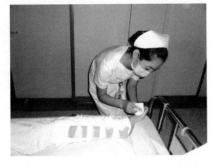
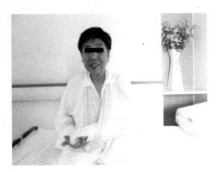

图8-83　清洁暴露的手指(足趾)、指(趾)甲　　　图8-84　上肢悬吊

【评价】

患者疼痛减轻,患肢能保持功能位。

【健康教育】

1. 告知患者应及早进行功能锻炼,并且遵循由轻到重、由少到多、循序渐进的原则,以防止出现肌肉萎缩、关节僵直等并发症。

2. 告知患者回家休养时,尤其是伤后第 1 周,如有不适,应及时随诊;固定时间,一般上肢 6～8 周,下肢 8～10 周。

【注意事项】

1. 皮肤有擦伤、水疱者,应先换药或抽空水疱,并用绷带包扎后再给予固定。

2. 若在复位后 3～4 日内肢体肿胀明显,夹板内有压力上升的趋势,应每日将布带适当放松,随着肿胀的消退,再每日适当收紧布带,但仍以能上下移动 1cm 为宜。

3. 如有下列情况时,禁忌使用小夹板:开放性骨折、皮肤广泛擦伤、患肢极度肿胀,末梢已有循环障碍危象、骨折部有神经损伤症状、患肢肥胖者。

三、外固定支架固定护理技术

外固定支架固定是将骨圆钉穿过远离骨折处的骨骼,利用夹头在钢管上的移动和旋转达到牵引复位、维持固定、骨折端加压、矫正移位的目的。

【目的】

牵引复位,维持固定,矫正移位。

【评估】

1. 评估是否为开放性骨折、闭合性骨折伴广泛软组织损伤。

2. 评估是否为骨折合并感染和骨折不愈合。

3. 评估是否为截骨矫形或关节融合术后。

4. 评估环境是否安全、安静。

【计划】

1. **护士准备**　着装整洁,洗手,戴口罩。

2. **物品准备**　根据骨折的类型及部位选择合适的外固定架(图 8-85 至图 8-88)。

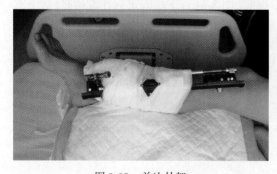

图 8-85　单边外架

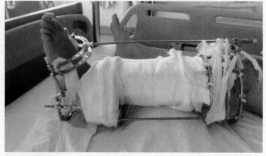

图 8-86　环形外架

3. **环境准备**　关闭门窗,调室温,必要时屏风遮挡。

4. 核对医嘱,携用物至患者床旁。

5. 辨识患者,向患者及家属解释外固定的目的及过程,并取得同意。

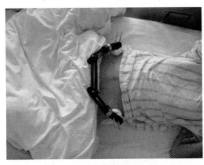

图 8-87　骨盆外架

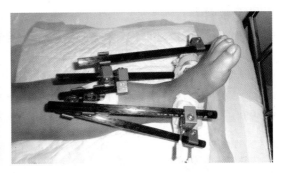

图 8-88　随意外架

【实施】

1. 携备皮刀、书面术前指导至患者床旁。向患者及家属讲解术前指导、术后注意事项。

（1）备术区皮肤并给予清洁。

（2）术前日22：00后禁食、水；睡觉前处理大便；术日取下活动性义齿及首饰、手表，备好影像资料。

2. 与手术室护士共同查对科室、姓名、床号、性别、年龄、诊断、手术名称、手术部位、术前用药、术中带药、病历相关资料（图8-89）。

3. 患者入手术室行外固定架固定术。

4. 术后安返病房，给予测量生命体征，妥善固定各个管路；检查足趾活动及末梢血运情况；与手术室护士交接皮肤情况（图8-90）。

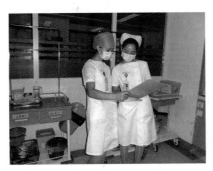

图 8-89　核对患者基本信息

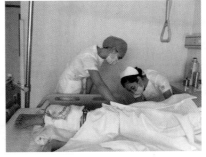

图 8-90　监测生命体征

5. 抬高患肢（高于心脏水平），促进肢体肿胀消退；查看伤口敷料及针孔处有无渗血；检查外固定架各固定螺钉的松紧度，随时拧紧，防止骨折移位（图8-91）。

6. 术后2~3天换药一次，2周拆线。拆线后一般不用纱布包扎，如针孔处无渗出可酌情暴露，每日用0.5%碘伏或酒精消毒针孔处2~3次。

【评价】

1. 骨折已经复位，患肢保持功能位。

2. 患者疼痛减轻。

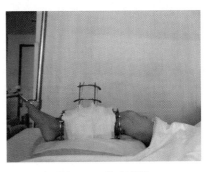

图 8-91　抬高患肢

【健康教育】

1. 告知患者术后 12 小时内针孔渗血较多,敷料会被渗透,消除患者恐惧心理。

2. 指导患者进行功能锻炼。

(1) 踝泵运动、股四头肌收缩练习(图 8-92)。

(2) 膝关节屈曲活动,定时观察患肢运动功能,及时发现并防止腓总神经受压引起足下垂。

3. 告知患者以膝关节为重点,使患者小腿抬离床面,做伸膝训练(图 8-93)。

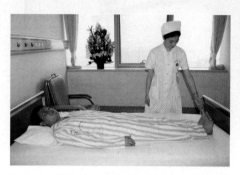　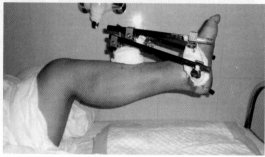

图 8-92　股四头肌收缩练习　　　　图 8-93　屈膝练习

4. 术后 3~4 天,指导患者身体向患侧移动至床边,患肢自然下垂于床沿,可视情况逐渐进行抗阻练习。

5. 术后 7~10 天,协助患者扶拐下床站立,健侧负重,患肢触地不负重,先在床旁练习站立平衡,然后再行走。

6. 告知患者定期拍 X 线片复查。

【注意事项】

1. 较严重的骨质疏松症及广泛皮肤病者,不宜应用外固定架。

2. 注意患者卫生情况,定时清洁皮肤,保持针孔清洁干燥。

3. 针孔一旦发生感染应及时换药,并酌情遵医嘱应用抗生素。

第五节　常用辅助医疗器具的使用技术

本节主要介绍骨科常用辅助医疗器具的使用,包括颈托、腰围、拐杖、助行器、关节功能活动器的使用技术。

一、颈托的使用技术

颈托即颈椎矫形器,用于辅助治疗颈椎病及某些外伤疾病或先天性原因引起的颈椎不稳。临床上主要用于颈椎术后固定,骨折、脱臼、颈椎脱位及半脱位,颈椎牵引后及肩颈综合征等的治疗。

【目的】

1. 保持颈部稳定,防止再次损伤。

2. 减轻患者疼痛。

【评估】

1. 评估患者颈围、颈部卫生状况,给予卫生整顿,必要时剃头。

2. 评估患者病情,是否耐受颈托。

3. 评估环境是否安静、安全。

【计划】

1. 护士准备 着装整洁,洗手,戴口罩。

2. 用物准备

(1)根据患者颈围选择不同型号颈托(图8-94和图8-95)。

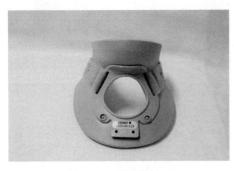

图8-94 颈托前面观

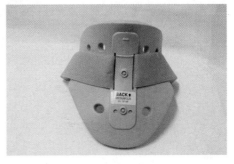

图8-95 颈托后面观

(2)备好纱布数块、清洁用物和手消液。

3. 环境准备 关闭门窗,调室温,必要时屏风遮挡。

4. 核对医嘱,携用物至患者床旁。

5. 辨识患者,向患者及家属解释执行技术的目的及过程,并取得同意。

【实施】

1. 协助患者侧卧(轴线翻身)将后托置于患者颈后(图8-96)。

2. 护士双手从患者颈部两侧扶住后托,协助患者平卧(图8-97)。

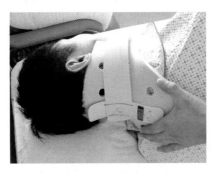

图8-96 安置后托

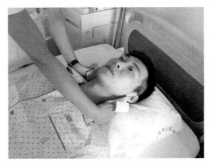

图8-97 固定后托

3. 将前托置于患者颈前部,两侧置于后托上。固定尼龙粘带于前托上(图8-98和图8-99)。

4. 全面检查固定情况。后托上缘距耳垂约1cm,下颌位于前托正中托槽内(图8-100和图8-101)。

5. 洗手、整理用物。

【评价】

1. 患者佩戴颈托松紧合适,无呼吸困难。

2. 患者颈部皮肤清洁干燥。

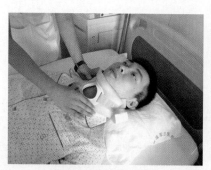 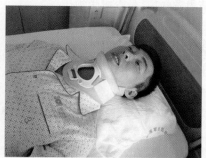

图 8-98　安置前托　　　　　　　　　　图 8-99　固定前托

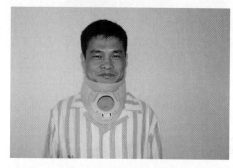 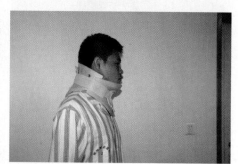

图 8-100　检查固定情况　　　　　　　图 8-101　检查固定情况

【健康教育】

1. 告知患者颈托固定的重要性。
2. 指导患者如何正确佩戴颈托、如何戴颈托进食、如何翻身及如何清洁颈托。
3. 教会患者如何处理佩戴颈托后的不适。
4. 告知患者及家属不能随意拆卸颈托。

【注意事项】

1. 密切观察病人的呼吸情况,保持呼吸道通畅,必要时床边备吸痰用物。
2. 保持颈托尼龙搭扣清洁,保证使用效果。
3. 患者出汗较多时,颈托与皮肤接触部位可垫纱垫或内衬,避免皮肤损伤。

二、腰围的使用技术

　　软式腰围一般用皮革或布类制成,用弹性带加尼龙搭扣捆扎于腰部,后方及两侧可加设纵行弹性狭长钢片,以增加硬度。适用于腰部椎体骨性损伤、腰椎滑脱、椎间盘突出、软组织损伤及腰椎术后的固定。

【目的】

1. 保持腰部稳定,防止再次损伤。
2. 减轻患者疼痛。

【评估】

1. 评估患者病情及腰围。

2. 评估环境是否安静、安全。

【计划】

1. 护士准备　着装整洁,洗手,戴口罩。

2. 用物准备

（1）根据患者腰围选择不同型号腰围（图8-102）。

（2）备好纱布数块、清洁用物和手消液。

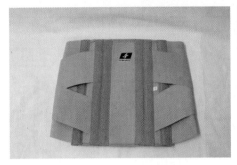
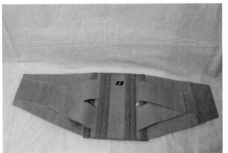

图8-102　腰围折叠观及打开观

3. 环境准备　关闭门窗,调室温,必要时屏风遮挡。

4. 核对医嘱,携用物至患者床旁。

5. 辨识患者,向患者及家属解释技术执行的目的及过程,并取得同意。

【实施】

1. 协助患者侧卧（轴线翻身）整理衣服（图8-103）。

2. 腰围左右对称放于腰背部,标志向上,协助患者平卧（图8-104和图8-105）。

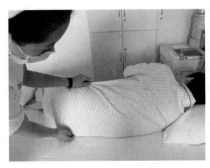
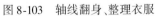
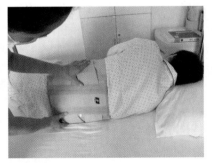

图8-103　轴线翻身、整理衣服　　　　图8-104　佩戴腰围

3. 腰围左右内层相粘,外层加以固定,松紧度以能容一指为宜（图8-106和图8-107）。

4. 全面检查固定情况,腰围下方固定左右髂骨以下,左右对称（图8-108和图8-109）。

5. 整理用物、洗手。

【评价】

1. 患者佩戴腰围松紧合适。

2. 患者未诉腰部不适及腰部恢复情况良好。

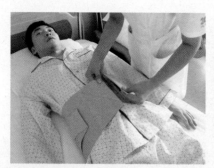

图 8-105 佩戴腰围

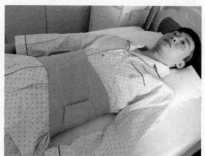

图 8-106 固定腰围

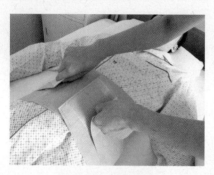

图 8-107 固定腰围

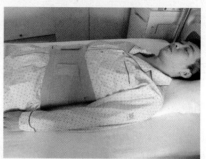

图 8-108 检查腰围

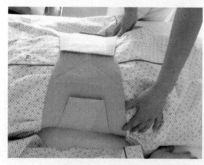

图 8-109 检查腰围

【健康教育】

1. 告知患者腰围佩戴的重要性。

2. 指导患者如何正确佩戴腰围。

3. 指导患者佩戴腰围如何做功能锻炼。

【注意事项】

1. 患者腰围不与皮肤直接接触,可穿一件薄衬衣,避免皮肤损伤。

2. 患者在医生指导下佩戴腰围,长时间佩戴腰围会使腰背肌发生萎缩,应加强功能锻炼。

三、拐杖的使用技术

拐杖是辅助人体支撑体重、保持平衡和行走的器具,适用于单侧或双侧下肢部分或完全不能负重者。

【目的】

1. 通过辅助工具完成行走训练。

2. 支持保护患肢,促进正常步态的恢复。

3. 保护上肢在扶拐时不受损伤。

【评估】

1. 评估患者身高和病情。

2. 评估患者对使用拐杖认知情况。

3. 评估环境是否安全无障碍。

【计划】

1. 护士准备　着装整洁,洗手,戴口罩。

2. 用物准备

（1）根据患者身高选择不同型号拐杖（双）（图8-110）。

（2）手消液。

3. 环境准备　请无关人员回避,保证活动范围。

4. 核对医嘱,携用物至患者床旁。

5. 辨识患者,向患者及家属解释执行技术的目的及过程,并取得同意。

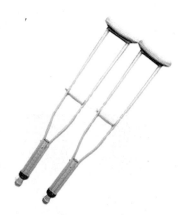

图8-110　双拐

【实施】

1. 检查和介绍拐杖的结构及各部件功能（图8-111）。

2. 根据患者身高预调拐杖长度（图8-112）。

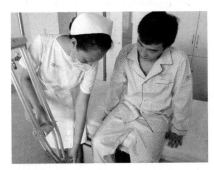
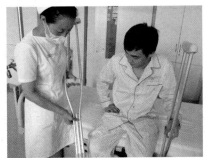

图8-111　检查和介绍拐杖结构及功能　　　图8-112　拐杖调节按钮

3. 示范拐杖的使用方法。

（1）三点法:患肢稍可或完全无法负重时,两边拐杖跟患肢一同向前,健肢再向前（图8-113）。

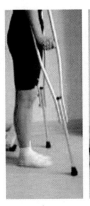
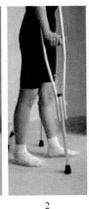
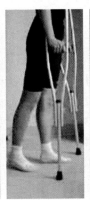
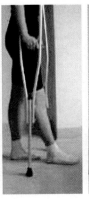
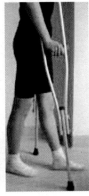

1　　　　　　2　　　　　　3　　　　　　4　　　　　　5

图8-113　示范使用方法

（2）上下楼梯方法：上楼时健肢先上，患肢后上，最后上拐杖。下楼时先下拐杖，再下患肢，最后下健肢（图 8-114 和图 8-115）。

4. 确认患者一般状态良好，协助患者整理衣服坐起，站立，变换体位间隔在 2 分钟以上（图 8-116）。

5. 再次根据患者身高调节拐杖高度（图 8-117）。

6. 指导患者扶拐进行步行训练，并纠正使用拐杖过程中的不良姿势（图 8-118）。

7. 整理用物、洗手。

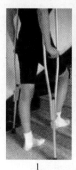
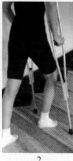
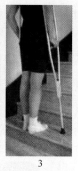
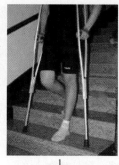
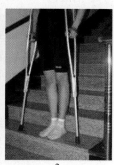
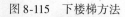

图 8-114　上楼梯方法　　　　　　图 8-115　下楼梯方法

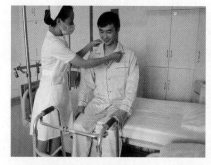
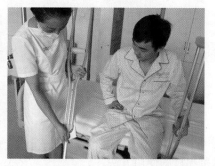

图 8-116　协助患者坐起、站立　　　图 8-117　调整拐杖高度

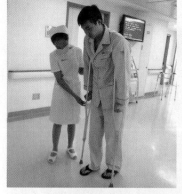

图 8-118　指导患者拐杖训练

【评价】

1. 拐杖与患者身高合适。

2. 患者正确使用上肢力量，行走步态正确。

【健康教育】

1. 告知患者使用拐杖的重要性及使用时间。

2. 教会患者使用双拐时的受力点。

3. 指导患者如何调节拐杖高度。

4. 告知患者首次下床注意预防体位性低血压的发生。

【注意事项】

1. 拐杖高度适宜，把手与腋窝保持适当距离，不可完全顶靠腋窝。

2. 使用前检查拐杖是否完好。

3. 身体与拐杖保持协调一致。

四、助行器的使用技术

标准型助行器是一种三边形金属框架,没有轮子,利用手柄和支脚提供支撑的步行辅助用具。适用于单侧下肢无力或双下肢肌力降低或协调性差,需要独立、稳定站立者。

【目的】

1. 通过辅助工具完成行走训练。

2. 支持保护患肢,促进正常步态的恢复。

3. 增强全身肌群的肌力,尤其是双上肢。

【评估】

1. 评估患者平衡能力。

2. 评估患者对使用助行器认知情况。

3. 评估环境是否安全安静无障碍。

【计划】

1. **护士准备**　着装整洁,洗手,戴口罩。

2. **用物准备**

(1) 助行器 1 副(图 8-119)。

(2) 手消液。

3. **环境准备**　请无关人员回避,保证病人活动范围。

4. 核对医嘱,携用物至患者床旁。

5. 辨识患者,向患者及家属解释执行技术的目的及过程,并取得同意。

【实施】

1. 检查助行器各部件是否完好(图 8-120)。

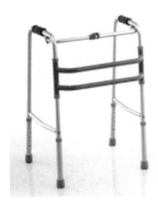

图 8-119　助行器

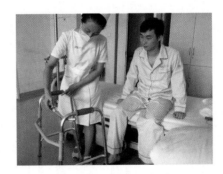

图 8-120　检查助行器

2. 介绍助行器的结构及各部件功能(图 8-121A)。示范助行器使用方法(图 8-121B)。

3. 确认患者一般状态良好,协助患者整理衣服坐起,站立,变换体位间隔在 2 分钟以上(图 8-122)。

4. 根据患者身高调节内套管长度,使双上臂自如地支撑在手臂弓形托上(图 8-123)。

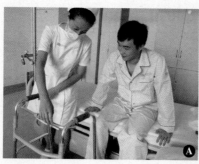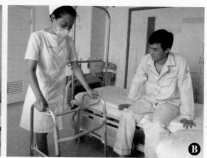

图 8-121　介绍及示范使用方法
A. 介绍助行器;B. 示范使用方法

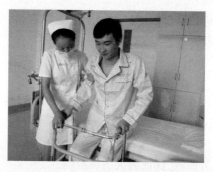

图 8-122　协助患者站起

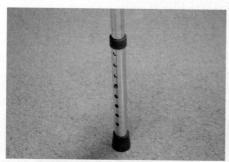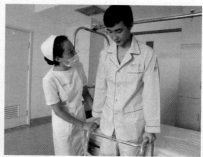

图 8-123　调节助行器高度

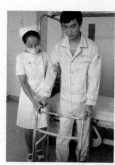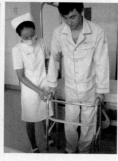

图 8-124　使用助行器行走

5. 指导患者先以双手分别握住助行器两侧的扶把手,提起助行器使之向前移动 25~30cm 后迈出患侧下肢,再移动健肢跟进,如此反复前进(图8-124)。

6. 再次确认患者一般情况良好,并纠正使用助行器过程中的不良姿势。

7. 整理用物、洗手。

【评价】

1. 助行器高度合适。

2. 患者行走步态正确。

【健康教育】

1. 告知患者使用助行器的重要性及使用时间。

2. 教会患者使用助行器行走要点。

3. 教会患者如何折叠及打开助行器。

4. 告知患者首次下床必须注意预防体位性低血压的发生。

【注意事项】

1. 使用助行器时,需要调节助行器至合适高度,以双手扶持助行器时肘关节屈曲30°左右为宜。

2. 每次使用前检查助行器各部件灵活性及完整性,保证安全。

3. 身体与助行器保持适当距离,避免重心前倾。

五、关节功能活动器的使用技术

关节功能活动器是由机械或电子装置带动或维持部分肢体的运动,在外科手术、假体植入、屈曲挛缩或长期制动后用于恢复关节、肌肉和肌腱的正常活动范围。

【目的】

1. 协助有下肢关节活动障碍的患者恢复功能。

2. 用于关节松解术后、膝关节置换术后的患者。

【评估】

1. 评估患者病情及关节活动度。

2. 评估环境是否安全。

【计划】

1. 护士准备　着装整洁,洗手,戴口罩。

2. 用物准备

(1) 关节功能活动器(图8-125)。

(2) 治疗车、电源、大浴巾、手消液。

3. 环境准备　请无关人员回避,保证患者活动范围。

4. 核对医嘱,携用物至患者床旁。

5. 辨识患者,向病人及家属解释技术执行的目的及过程,并取得同意。

【实施】

1. 接好电源,打开开关,检查机器性能是否良好(图8-126)。

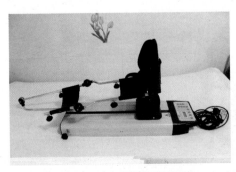

图8-125　关节功能活动器

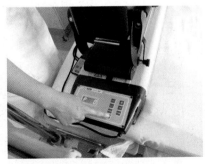

图8-126　检查机器性能

2. 协助患者移动身体至患肢对侧床边，将关节功能活动器放于床上，根据患肢长度调整机器上、下臂力臂长度（图8-127）。

3. 托起患肢，将患肢平放于机器上，上好约束带，注意松紧度。必要时使用浴巾覆盖患肢（图8-128）。如有引流管，关闭开关。

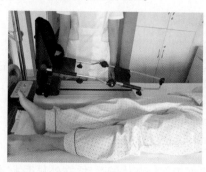

图 8-127　放置机器

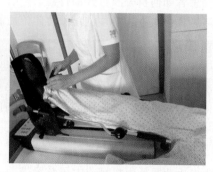

图 8-128　将患肢放于机器

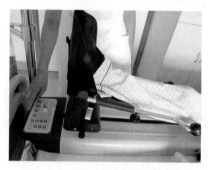

图 8-129　设置时间及角度

4. 连接电源，打开开关，按"RESET"键使机器复位。根据医嘱调整活动角度：按"屈膝"键及"＋"键调整屈膝角度，按"伸直"键及"－"键调整伸直角度。按"TIMER"键调整活动时间，一般活动时间为30分钟。按"SPEED"键调整速度（图8-129）。

5. 将控制鼠标交给患者，并教会患者如何使用。按"START"键使机器运转，电机速度从慢开始逐渐加快（图8-130）。

6. 治疗结束后关闭开关，拔掉电源，解开约束带，将患肢平放于床上，将机器放于治疗车上（图8-131）。

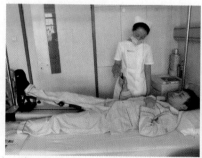

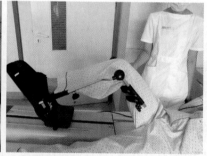

图 8-130　指导患者使用控制鼠标

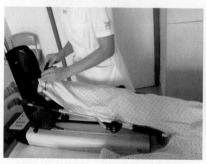

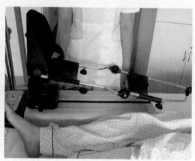

图 8-131　撤机

7. 如有伤口引流应开放引流管,并观察引流液的性质、颜色及量。协助患者取舒适卧位。整理用物,洗手(图8-132)。

【评价】

1. 患者能够耐受活动量,关节活动度情况良好。

2. 练习完毕后患者患肢无肿胀。

3. 如有引流管,在练习过程中固定得当,练习完毕后引流通畅。

图 8-132　协助患者取舒适卧位

【健康教育】

1. 告知患者肢体活动度练习的重要性。

2. 教会患者肌力练习方法。

【注意事项】

1. 注意观察患肢感觉运动情况。

2. 根据患肢下肢长度调节好机器长度,患者膝关节应对准关节位,如有引流管应夹闭引流管。

3. 注意伤口渗血情况,训练时将引流管关闭,如大量渗血应立即停机。

4. 冬季注意保暖,防止受凉。

第六节　特殊诊疗术后的护理技术

护理观察是指护士在临床护理工作观察中积极启动感觉器官,有计划、有目的地来考察某个病人、某种现象或事物的知觉过程。本节主要介绍负压封闭引流技术、断指(肢)再植术及皮瓣移植术术后护理观察技术。

一、负压封闭引流护理技术

负压封闭引流技术(vacuum sealing drainage,VSD)是一种通过可控制的全创面负压持续高效引流,来促进创面愈合的一种全新治疗方法。以聚乙烯酒精水化泡沫填塞创面,充当创面与引流管之间的中介,以生物半透膜为全密封材料,覆盖、封闭整个创面和腔隙,将引流管与负压源连接,使与VSD敷料相接触的创面处于一个全表面封闭负压引流状态(图8-133)。

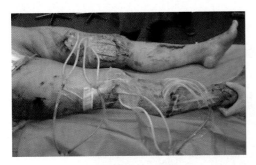

图 8-133　VSD 负压封闭引流

【目的】

1. 减少机体组织对毒性产物的重吸收。

2. 阻止外部细菌进入创面,将开放创面变为闭合创面。

3. 可控制的全方位负压作用,促进局部血液循环,刺激组织新生。

【评估】

1. 评估患者体位是否舒适。

2. 评估负压表数值。

3. 评估 VSD 材料渗出情况、引流管固定情况、引流是否通畅。

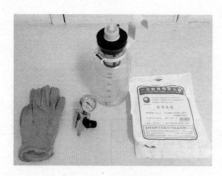

图 8-134　物品准备

4. 评估环境是否安静、舒适。

【计划】

1. 护士准备　着装整洁,洗手,戴口罩,戴手套。

2. 物品准备　中心负压吸引系统、引流管、负压引流瓶、手套(图 8-134)。

3. 环境准备　保持环境安全、整洁,检查床单位并做好标准防护。

4. 核对医嘱,携用物至患者床旁。

5. 辨识患者,向患者及家属解释技术执行的目的及过程,并取得同意。

【实施】

1. 检查负压表数值,维持在 −0.017 ~ −0.06MPa(−125 ~ −450mmHg)(图 8-135)。

2. 观察 VSD 材料渗出情况,透明敷料粘贴情况(图 8-136)。

3. 固定引流管,观察引流内液体波动情况(图 8-137)。

4. 观察引流瓶内引流液性质、量(图 8-138)。

5. 每 24 小时或引流液超过瓶体 1/2 时需更换引流瓶。

6. 更换引流瓶　关闭负压源、夹闭引流管、分离引流管与引流瓶,更换新引流瓶;打开引流管与负压源,调节负压大小,观察引流液波动(图 8-139 至图 8-142)。

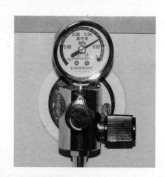

图 8-135　检查负压表

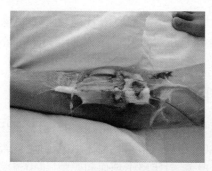

图 8-136　观察渗出、敷料粘贴情况

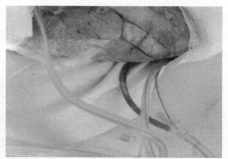

图 8-137　固定引流管

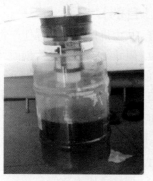

图 8-138　观察引流液

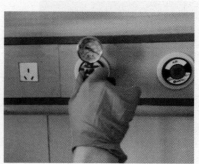

图 8-139　关闭负压源

7. 协助患者舒适卧位(图 8-143)。

8. 整理用物,做好记录。

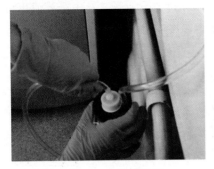

图 8-140　夹闭引流管

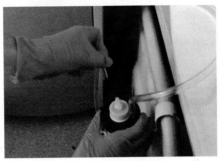

图 8-141　分离引流管与引流瓶

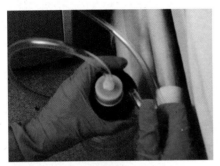

图 8-142　更换新引流管

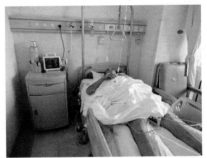

图 8-143　舒适卧位

【评价】

1. 患者体位舒适。

2. VSD 材料塌陷紧贴创面。

3. VSD 材料内管形态明显凸现。

4. 引流管固定好并保持引流通畅(图 8-144)。

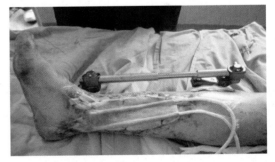

图 8-144　有效负压引流状态

【健康教育】

1. 告知患者保持患肢功能位,健肢可自主活动,患肢遵医嘱行适当功能锻炼。

2. 告知患者抬高患肢,高于心脏 20cm,利于血液回流;若出现肢体疼痛、肿胀加重,及时通知医护人员,警惕深静脉血栓发生。

3. 告知患者在护士帮助下移动躯体,保持皮肤干燥、清洁,避免管道脱落与皮肤再次损伤。

4. 告知患者进食高维生素、高蛋白、高热量、低脂饮食,禁食刺激辛辣食品,保持大便通畅。

5. 指导患者使用床旁呼唤装置,出现不适立即呼叫医护人员。

【注意事项】

1. 保持负压稳定。负压过大造成大量组织液流出,不利于创面修复;负压过小,达不到引流目的。

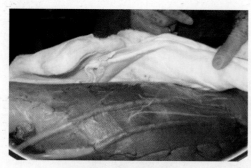

图8-145　伤口出血

2. 保持敷料密闭状态,引流管连接紧密。敷料粘贴不牢及时更换,引流管连接情况每班检查。

3. 保持引流通畅。发生堵管或出血,及时报告医生处理(图8-145)。

二、断指(肢)再植术后护理观察技术

断指(肢)再植术是指对完全离断或不完全离断的肢体,采取清创、血管吻合、骨骼固定、肌腱和神经修复等一系列外科手术,将肢体再重新缝合回机体原位,加之各方面的综合处理,使其完全存活并最大程度的恢复功能。

【目的】

1. 获得存活的有功能的指(肢)体。
2. 提高生活质量。

【评估】

1. 评估再植指体皮肤的色泽、温度、组织肿胀程度、毛细血管反应时间及针刺或小切口放血情况。

2. 评估断肢再植术后患者的病房环境是否安全、安静,空气流通是否通畅,室温湿度是否适宜。

【计划】

1. 护士准备　着装整洁,洗手,戴口罩。
2. 物品准备　烤灯、无菌棉签(图8-146和图8-147)。
3. 环境准备　保持病房环境安全、整洁,空气流通,尽量减少不必要的探访人员,避免交叉感染。室温控制在20~25℃,湿度60%~70%。可局部用60W侧照灯照射保温,灯距30~40cm[1]。病房内禁止吸烟,香烟中的尼古丁具有强烈的致痉挛作用,可使动脉发生顽固性痉挛,是动脉危象的有效诱发因素[2]。

4. 核对医嘱,携用物至患者床旁。
5. 辨识患者,向患者及家属解释技术执行的目的及过程,并取得同意。

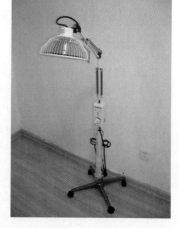

图8-146　烤灯

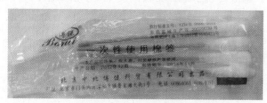

图8-147　无菌棉签

【实施】

1. 观察时间　再植指术后48小时内,每30分钟观察1次,48小时后改为1次/小时,96小时后如一切正常改为1次/2小时。

2. 观察内容

(1)皮肤颜色:断指(肢)再植术后的指体色泽的变化是最容易观察到的客观指标。

1)正常色泽:完全性离断的指体再植术后,由于远端血管已没有神经支配,全部处于扩张状态,所以再植断指(肢)的色泽比正常指红润(图8-148)。

2)指(肢)体由红润变成苍白:此时断指(肢)处于缺血状态,由动脉痉挛或栓塞引起。应立即报告医生,给予相应处理,并严密观察(图8-149)。

3)指(肢)体由红润变为灰色且张力低:若此时静脉通畅,动脉无供血,可能为动脉危象,应采取手术探查。

4)指(肢)体由红润变成暗紫色且张力高:静脉回流发生障碍,用手术刀在指端侧方做一小切口后,立即可见流出暗紫色血液,不久又流出鲜红色血液,指体由紫变红(图8-150)。

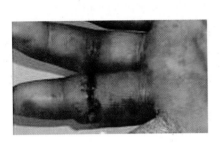

图8-148 正常色泽

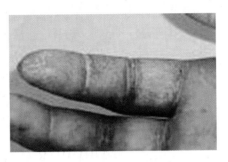

图8-149 缺血苍白

(2)皮肤温度:再植术后皮肤温度一般稍高于正常皮肤,如低于正常皮肤3℃以下,提示发生血供障碍,需立即查明原因。

(3)指腹张力:指腹张力全凭检测者的主观感觉,但这一主观感觉却反映着指体循环的变化,是一种直接又简单的检测指标。

1)再植术后指腹张力大致同健指或略高于健指,称指腹饱满(图8-151)。

2)指腹张力降低:指体呈苍白色,而且指体瘪塌,发凉,此时再植指动脉供血障碍(图8-152)。

3)指腹张力增高:指体呈暗紫色,无毛细血管回充盈现象,证明指体静脉回流障碍(图8-153)。

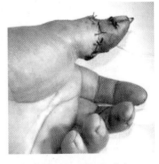

图8-150 张力升高

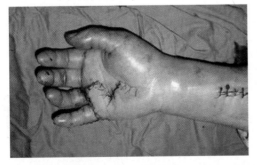

图8-151 指腹饱满

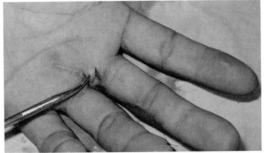

图8-152 指腹张力降低

(4)毛细血管充盈时间:用一小棉棒或针尖按压指腹,颜色即转为苍白色,移开后在1～3秒转为红色为正常,如小于1秒为反应增快,有静脉回流障碍的可能,大于3秒为反应迟缓,提示有动脉血供不足的可能,需立即处理(图8-154)。

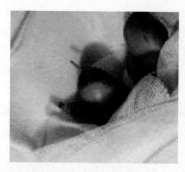
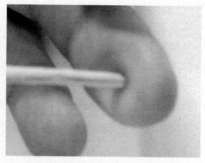

图 8-153　指腹张力增高　　　　　　图 8-154　毛细血管充盈时间

（5）针刺或小切口放血：是一项能明确反映再植组织血液供应的最可靠指标。用针刺或在局部做 0.3～0.5cm 的小切口，血供好则快速涌出少量鲜红色血，可用肝素棉球局部湿敷，保持切口处于抗凝状态，以便确切的观察血液循环（图 8-155）。

（6）血循环危象的观察：血管危象常发生在术后 24～48 小时。

1）动脉危象：再植指皮色发白，皮温凉，张力低，毛细血管反应减慢，针刺或小切口放血渗血慢或无渗血（图 8-156）。

2）静脉危象：再植指皮肤色泽暗，温度低，张力高，毛细血管反应增快，侧切口放血呈暗红色血（图 8-157）。

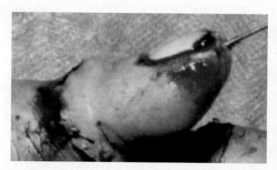
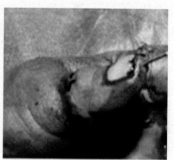

图 8-155　肝素局部湿敷　　　　　　图 8-156　动脉危象

【评价】

1. 患者指（肢）体存活。

2. 功能最大程度恢复（图 8-158）。

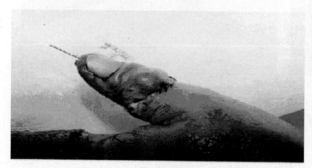
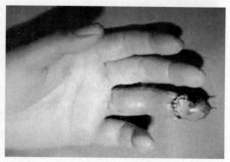

图 8-157　静脉危象　　　　　　　　图 8-158　断指功能

【健康教育】

1. 指导患者高蛋白、高能量、高维生素饮食,注意补充铁、钙,纠正贫血,增强抵抗力,促进骨折愈合。多吃新鲜蔬菜水果、多饮水,禁食过酸过辣等刺激性食物,忌烟酒。

2. 告知患者维持体位的重要性,并且教会患者如何进行主动及被动功能锻炼。

3. 告知患者恢复期间避免烫伤或冻伤。

【注意事项】

1. 在观察皮肤颜色时,要注意排除光线明暗、皮肤色素的影响,要在自然的光线下观察。

2. 测量皮肤温度时要排除干扰因素,如室温升高,烤灯照射等因素的影响,应停止烤灯照射20分钟后进行。

3. 毛细血管充盈时间的测量点应在同一部位,测量时间大于30秒。每个点的压力要均匀。

三、皮瓣移植术后护理观察技术

皮瓣(skin flap)是带有自身血液供应,包含皮肤组织的活的组织块,是外科组织瓣的一种。皮瓣移植术,也称带蒂移植皮肤,是一种为了覆盖创面并代替组织缺损,用于恢复外观及功能的组织移植方法(图8-159)。

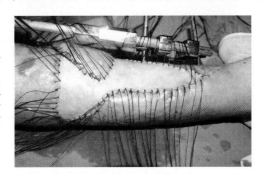

图8-159　皮瓣移植

【目的】

1. 修复有肌腱、骨、关节、大血管、神经干等组织裸露的新鲜创面或陈旧性创伤。

2. 器官再造。

3. 洞穿性缺损的修复。

4. 增强局部血运。

【评估】

1. 评估皮瓣的颜色、弹性、有无肿胀及皮瓣蒂部的固定情况。

2. 评估患者心理状况。

3. 评估皮瓣移植术后患者的病房环境。

【计划】

1. 护士准备　着装整洁,洗手,戴口罩。

2. 物品准备　烤灯、无菌棉签(图8-160和图8-161)。

3. 环境准备　病房环境清洁、安静、舒适,空气流通,尽量

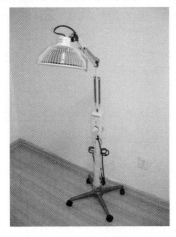

图8-160　烤灯

减少不必要的探访人员,避免交叉感染。室温控制在20～25℃,湿度60%～70%。可局部用60W侧照灯照射保温,灯距30～40cm。病房内禁止吸烟,香烟中的尼古丁具有强烈的致痉挛作用,可使动脉发生顽固性痉挛,是动脉危象有效诱发因素。

4. 核对医嘱,携用物至患者床旁。

5. 辨识患者,向患者及家属解释技术执行的

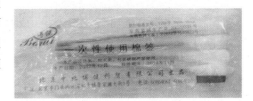

图8-161　无菌棉签

目的及过程,并取得同意。

【实施】

1. 在行皮瓣移植术后 1~3 天易发生血管危象,应严密观察创面有无渗出、出血。

2. 观察皮瓣的颜色

(1)皮瓣的颜色应红润或与健侧皮肤一致(图 8-162)。

(2)皮色变淡或苍白,说明动脉痉挛或栓塞(图 8-163)。

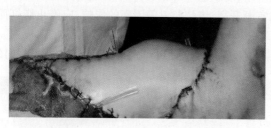

图 8-162 皮瓣与皮肤颜色一致

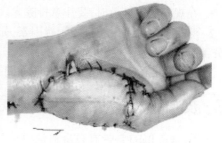

图 8-163 皮色变淡

(3)移植组织皮肤上出现散在性瘀点,大多是静脉栓塞或早期栓塞的表现。随着栓塞程度的加重,散在性瘀点相互融合成片,并扩展到整个移植组织表面,说明栓塞已近完全(图 8-164)。

(4)移植组织的皮肤颜色大片或整片变暗,说明静脉完全栓塞。随着栓塞时间延长,皮肤颜色由暗红变为红紫、紫红、紫黑(图 8-165)。

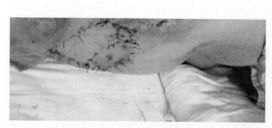

图 8-164 皮瓣出现瘀点

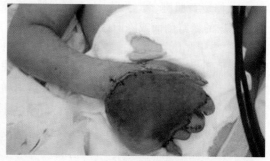

图 8-165 皮瓣变紫红色

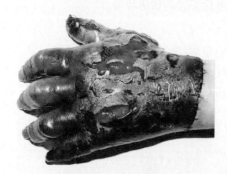

图 8-166 皮瓣变黑色

(5)当动静脉同时栓塞时,移植组织皮肤呈灰暗色,继而变为洋红色,最后变为黑色(图 8-166)。

3. 皮肤温度 手术结束后,皮温一般较低,术后 3 小时内恢复。移植组织的皮肤温度 33~35℃,与正常温差在 2℃以内。若低于 2~3℃以上,则提示发生血液循环障碍。如果皮肤温度突然升高或患者主诉有疼痛或刺痛的感觉,则有感染的可能。

4. 肿胀程度

(1)可根据移植组织肿胀情况分为以下四种情况:一般移植组织均有轻微肿胀(-);移植组织皮肤有肿胀,但皮纹尚存在(+);皮肤肿胀明显,皮纹消失(++);皮肤极度肿胀,皮肤上出现水疱(+++)(图 8-167)。

（2）动脉血液供应不足或栓塞时，组织干瘪。

（3）静脉回流受阻或栓塞时，组织肿胀明显。

（4）当动静脉同时栓塞时，肿胀程度不发生变化。

5. 毛细血管充盈反应　用棉签压迫移植皮瓣，皮肤变白后，放松压迫，在 1～2 秒皮肤转为红色即为正常。若毛细血管充盈反应消失或延迟，则为动脉供血障碍。若血管充盈时间缩短，则提示静脉回流障碍。

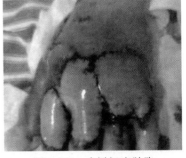

图 8-167　皮瓣极度肿胀

【评价】

移植皮瓣皮肤温度正常，表面红润，饱满，周围干燥，无炎症反应，质地柔软，外观满意，皮肤弹性好。

【健康教育】

1. 告知患者及家属保持心情稳定，防止激动以免血管痉挛。给予高蛋白、高纤维素饮食防止便秘，忌烟酒和含咖啡因的液体。

2. 告知患者术后正确体位的重要性，绝对卧床 2 周，保证皮瓣的血液循环。指导患侧卧位，防止皮瓣蒂部扭转、受压、牵拉，影响动脉供血或静脉回流。

3. 告知患者缓解疼痛的重要性。

4. 指导患者保护肢体，减少活动，避免活动的时候损伤到皮瓣。

【注意事项】

1. 对裸露部位要做好保暖防寒措施，保证伤口敷料的清洁与干燥，对于有感染迹象的伤口应及时做抗感染治疗及伤口重新缝合（图 8-168）。

2. 观察皮肤颜色的时候要注意排除光线明暗、皮肤色素及消毒剂的影响，在自然光线下，将消毒剂擦洗干净后再进行观察。

3. 包扎的时候不宜过紧，以免使其受到压迫，包扎皮瓣的时候要露出皮瓣的中央部分，方便进行观察（图 8-169）。

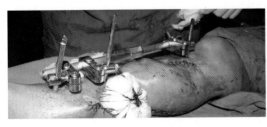

图 8-168　伤口重新缝合

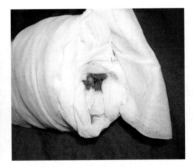

图 8-169　暴露中央部分

4. 测量皮肤温度时要排除干扰因素，如室温升高，伤口暴露时间长短，烤灯照射等因素的影响，应在停止烤灯照射 20 分钟后进行。

5. 毛细血管充盈时间的测量点应在同一部位，测量时间大于 30 秒。每个点的压力要均匀。

第九章

手术室常用护理技术

第一节　手术室基础护理技术

手术室基础护理技术主要包括铺无菌器械台技术、外科刷手技术、穿脱手术衣技术、无触及戴手套技术，是护理人员必须熟练掌握的操作技术。

一、铺无菌器械台技术

铺无菌器械台技术是利用无菌技术将无菌器械、无菌敷料按着规定的顺序放在指定位置的一种操作方法。

【目的】

1. 检查手术器械及敷料质量并清点数目。
2. 确保器械符合手术所需。

【评估】

1. 评估器械及敷料的无菌有效期，无破损、潮湿、松动。
2. 评估无菌器械是否符合手术需求，是否准备齐全。

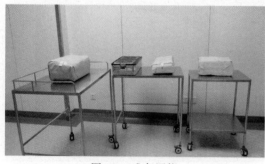

图9-1　准备用物

3. 评估无菌器械的性能。

【计划】

1. 护士准备　着装整洁，帽不露头发、口罩不露鼻，指甲不可留长、外科刷手后穿好无菌手术衣，戴无菌手套。

2. 物品准备（图9-1）

（1）一次性物品：纱布、纱垫、吸引器皮管、电刀、刀片、无菌手套等。

（2）敷料：主包、辅包、手术衣。

（3）手术器械。

3. 环境准备　层流净化手术间（温度、湿度、压差符合规范）、表面卫生符合规范、合理控制人员流动。

【实施】

1. 刷手前准备　先检查器械包、敷料包及无菌物品的有效期及完整性，无误后打开外包装（图9-2）。

2. 刷手后操作

（1）穿手术衣、戴手套后检查器械包内灭菌指示卡是否符合规范，无误后将器械依次取出（图9-3）。

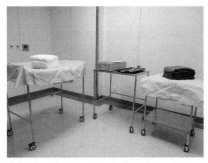
图9-2　打开外包装

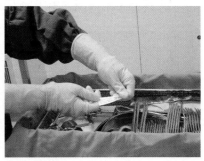
图9-3　取出器械

（2）放置器械台顺序

1）碗在无菌桌的左上角，弯盘在大碗的右侧，纱布放在治疗巾左侧，纱垫放在治疗巾上，吸引器皮管放弯盘右侧，刀片、小方纱等放于弯盘内。

2）取出串钳：依次取出蒂氏勾、压肠板、双头钩、单头钩、胆囊拉钩放于器械车右侧，海绵钳、麻头吸引器、粗细乳胶管放器械车最右侧，镊子放于拉钩前面，消毒海绵钳及弯头吸引器放左侧，取出电刀镊放在吸引器皮管上，将刀、剪放串钳后边，按顺序摆放好（图9-4）。

3. 整理后按先器械后敷料的顺序与巡回护士清点数目。

（1）海绵钳→吸引器→拉钩→拉钩螺丝→镊子（取出短牙镊横放于刀剪前）→剪刀（线剪、扁桃体剪各1把与短牙镊横放）→刀及刀片（安装22号、10号刀片后，将大刀与镊、剪横放）→针持→扁钳→中弯→蚊弯→艾利斯→弯钳→缝针→小方纱（图9-5）。

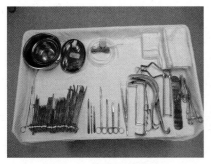
图9-4　依次摆放器械

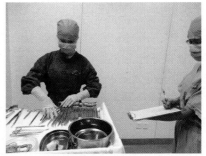
图9-5　清点数目

（2）清点纱布10块、纱垫4块时带1块治疗巾放在敷料左边，均应清点两遍。

1）纱布：1、2块放车左边海绵钳处，3、4块放刀剪镊处，5、6、7、8、9、10块为干纱布备用。

2）纱垫：1、2块放大碗内，3、4块备用放右侧敷料下面，注意清点显影带（图9-6）。

（3）治疗巾用法

1）右侧3块治疗巾：打开1条长条治疗巾，短齐边向右，长齐边向台上自己；再打开另1条长治疗巾，短齐

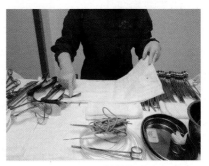
图9-6　清点纱垫

边向左,长齐边向自己(图9-7),6块备用干纱布放夹层右侧,齐边向右。将治疗巾中间1/2横折打开,光边向左平铺于无菌桌上,2块干纱布包22号刀片,将刀柄、剪刀、牙镊放于双层治疗巾正中(图9-8),包好后放左侧治疗巾上(图9-9)。

2)拧干碗内2块湿纱垫,放在2块长条治疗巾上,左右各1块,纱垫齐边向自己(图9-10)。

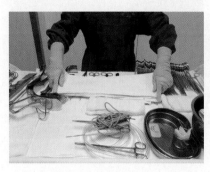

图9-7　整理治疗巾

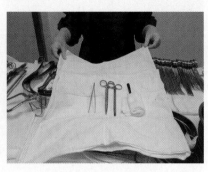

图9-8　包刀、剪、镊

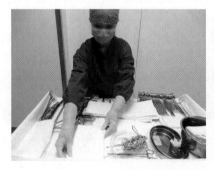

图9-9　放于左侧治疗巾上

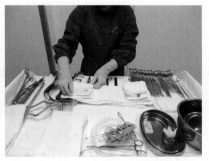

图9-10　放置湿纱垫

【评价】

1. 器械、敷料符合手术需求。

2. 器械性能完好无缺失、器械清点准确、记录完整无误、清点核对到位(速率、节律、眼神达到统一规范)、无菌单下垂和层数符合规范。

【健康教育】

1. 告知护士严格无菌操作原则。

2. 告知护士认真执行查对制度。

【注意事项】

1. 认真检查消毒日期和包装。

2. 清点数目时要注意节律、速率,注意眼到、手到。

3. 认真检查器械的质量。

4. 纱布、纱垫等清点要打开清点。

二、外科刷手技术

外科刷手技术是采用化学消毒剂和物理刷洗相结合的办法,根据特定要求对操作者手和前臂至肘部进行清洗,达到消毒的目的。

【目的】

去除手及手臂皮肤上的暂存菌及部分常存菌。

【评估】

评估洗手液、消毒液、无菌纸巾及无菌刷是否在有效期内。

【计划】

1. **护士准备** 着装整洁，帽不露头发、口罩不露鼻、注意剪指甲。
2. **物品准备** 洗手液、消毒液、无菌纸巾及无菌刷。
3. **环境准备** 计时表、刷手流程图、刷手池清洁、无接触流水装置、镜子、照明灯。

【实施】

1. **清洁** 手术室2种刷手方法：①揉搓法：洗手液3~5ml洗手至肘上10cm，清水冲净，时间为2分钟。顺序为指尖、指腹、手心、手背、指缝、关节、手臂（图9-11至图9-17）。②刷手法：取无菌刷子刷手，方法同揉搓法。

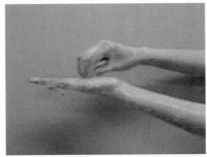

图9-11 指尖

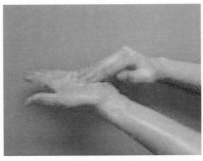

图9-12 指腹

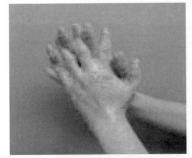

图9-13 手心

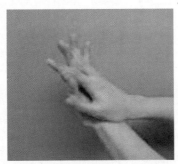

图9-14 手背

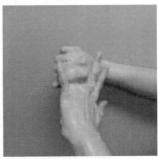

图9-15 指缝

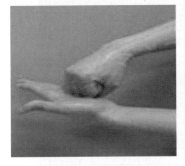

图9-16 关节

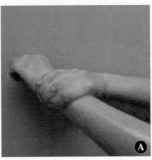

图9-17 手臂

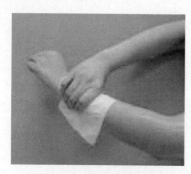

图 9-18　取无菌纸巾擦干

2. 擦干　取三张无菌纸巾擦干(图 9-18)。

（1）第一张：手掌、手背。

（2）第二张：左手臂。

（3）第三张：右手臂。

3. 消毒　取消毒液 3～5ml 仔细揉擦，方法同洗手，时间为 3 分钟(图 9-19)。

【评价】

手细菌培养合格。

【健康教育】

1. 告知护士严格落实手消毒的制度。

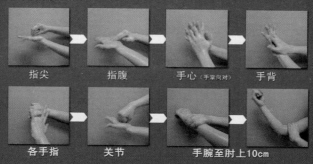

外科手消毒操作规程

一、准备

1. 摘除饰物，修剪指甲，不得涂指甲油。

2. 衣袖不得低于上臂上1/3处。

二、操作流程（分3步，全程约6分钟）

1. 清洁

取适量洗手液，揉搓（或用刷子刷洗）双手及双臂（时间2分钟），流动水冲洗干净。

揉搓顺序如下：

| 指尖 | 指腹 | 手心（手掌向对） | 手背 |

| 各手指 | 关节 | 手腕至肘上10cm |

2. 擦干

取灭菌纸巾（至少3张）擦干双手及双臂。

第1张：双手手掌、手背

第2张：左手腕至肘上10cm

第3张：右手腕至肘上10cm

3. 消毒

取适量外科手消毒液，按"清洁"步骤中的顺序仔细揉搓双手及双臂（时间3分钟），直至消毒液干燥。

三、注意

1. 清洁双手时，应注意清洁指甲下的污垢和手部皮肤的皱褶处。

2. 操作时应保持双手位于胸前并高于肘部，使水由手部流向肘部。

3. 消毒后，手臂应保持在胸前，高不过肩，低不过腰。

图 9-19　手消毒流程

2. 告知护士认真执行手消毒的流程。

【注意事项】

1. 刷手前须修剪指甲,不得佩戴饰品,不得涂指甲油。

2. 刷手时间、顺序要按规范执行,不可有遗漏。

三、穿脱手术衣技术

穿手术衣是手术人员在外科刷手操作后,将无菌手术衣按照无菌原则,正确穿着,确保手术操作区域无菌状态的方法;脱手术衣是手术人员遵循避免污染、防止交叉感染的原则,将手术衣正确脱下的方法。

【目的】

创造无菌环境,保持术者周边无菌,预防感染。

【评估】

1. 评估台上人员身高、胖瘦,选择合适型号的无菌手术衣。

2. 评估无菌手术衣的完整性,有无破损。

3. 评估是否侧身操作或背部与无菌区域有可能接触,决定是否加穿无菌背心。

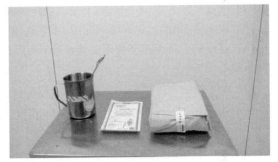

图 9-20　准备用物

【计划】

1. 护士准备　着装整洁,戴口罩,进行外科刷手。

2. 物品准备　无菌手术衣、无菌持物钳、无菌手套(图 9-20)。

3. 环境准备　层流净化手术间、合理控制人员流动。

【实施】

1. 穿无菌手术衣

(1)刷手后取无菌手术衣,面向无菌手术台远隔 1 步(50cm),双手提起衣领两端,抖开手术衣(检查手术衣有无破洞),有破口的无菌手术衣应更换。将手术衣向空中轻抛,两手伸入衣袖内(图 9-21)。

(2)两手臂平举胸前,高不过肩,低不过腰(图 9-22)。

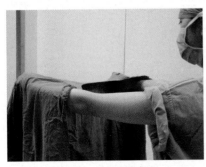

图 9-21　抖开手术衣

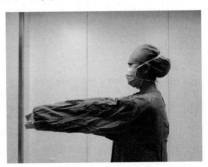

图 9-22　平举手臂

（3）巡回护士协助穿手术衣,不能碰刷过手的手臂,系好手术衣颈部、腰部系带(图9-23 和图9-24)。

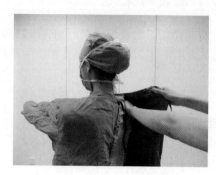
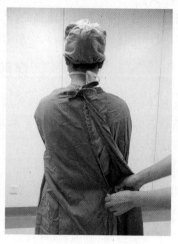

图9-23　系好手术衣颈部　　　　图9-24　系好手术衣腰部

（4）未戴手套的手,不能触摸手术衣的任何部位,以免污染。

（5）戴无菌手套后,解开腰间布带,右手将腰带的一端递于巡回护士。

（6）巡回护士持无菌持物钳夹持腰带,刷手护士转身,使手术衣的外片遮盖内片,将腰带再递回给刷手护士(图9-25)。

（7）刷手护士系好腰带穿衣完毕(图9-26)。

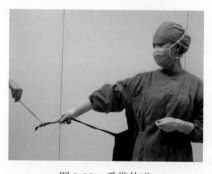
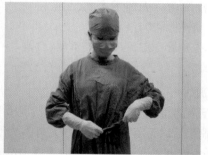

图9-25　系带传递　　　　　　图9-26　系好腰带

2. 脱无菌手术衣　自行将前腰带解开,再由巡回护士将颈后、腰后洗带解开,由他人帮助或自行将手术衣从前方拉下,最后脱去手套。

【评价】

1. 操作符合规范要求。

2. 手术衣穿着整齐,背后遮挡严密。

【健康教育】

1. 告知护士穿好手术衣后要在无菌区域,不可到非无菌区域。

2. 告知护士有破口的手术衣应更换。

【注意事项】

1. 穿手术衣必须在手术间进行,四周有足够的空间,穿衣者面向无菌区。

2. 穿手术衣时未戴手套的手不可触及衣袖或其他部位。

3. 穿好手术衣、戴好无菌手套后，手臂应保持在胸前，高不过肩，低不过腰，双手不可交叉放于腋下。

四、无触及戴手套技术

无触及戴手套技术是将无菌手套在未直接触及皮肤的情况下，将无菌手套翻折戴在穿好无菌手术衣的手上，从而达到无菌的效果，避免发生感染和交叉感染的一项基本操作。

【目的】

确保被手接触的物品保持无菌，防止患者在手术过程中受到感染。

【评估】

1. 评估戴无菌手套前，是否严格进行外科刷手。

2. 评估无菌手套有无潮湿、破损、是否在有效期内。

【计划】

1. **护士准备** 着装整洁，戴口罩，进行外科刷手后。

2. **物品准备** 无菌手套。

3. **环境准备** 层流净化手术间、避免人员流动。

【实施】

1. 穿好无菌手术衣，双手伸入袖口处，手不出袖口。

2. 隔着衣袖，左手取右手的无菌手套，扣于右手袖口上，手套的手指向上，各手指相对（图9-27）。

3. 手套的手隔着衣袖的一侧翻折边抓住，另一只手隔着衣袖，拿另一侧翻折边，将手套翻套于袖口上，手迅速伸入手套内（图9-28）。

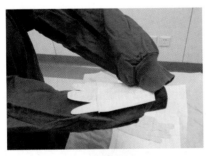
图9-27 手套扣于右手袖口上

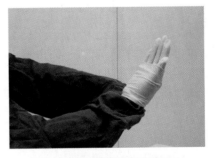
图9-28 将手套翻套于袖口上

4. 再用已戴好手套的手，同法戴另一只手套（图9-29）。

【评价】

无菌手套未被污染。

【健康教育】

1. 告知护士穿手术衣时未戴手套的手不可触及衣袖或其他部位。

2. 告知护士有破口的无菌手套应立即更换。

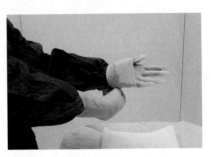
图9-29 同法戴另一只手套

【注意事项】

戴好无菌手套后,手臂应保持在胸前,高不过肩,低不过腰,双手不可交叉放于腋下。

第二节 手术室专科护理技术

本节主要介绍手术床的使用技术,手术体位的摆放技术,手术野皮肤消毒等手术室专科护理技术。

一、手术床的使用技术

手术床的使用技术是手术体位摆放的主体部分,手术床的基本作用是能够安全、正确的摆放患者体位,有利于术者暴露手术野,同时便于麻醉医生观察和操作,确保手术顺利进行。

【目的】

1. 暴露手术野。
2. 安全正确摆放患者体位。

【评估】

1. 评估手术床的性能,手术床面是否整洁、无破损。
2. 评估配件是否准备齐全,根据手术需求准备适当的手术床。
3. 评估手术床的关节固定是否牢固,活动是否灵活。

【计划】

1. **护士准备** 着装整洁,洗手,戴口罩。
2. **物品准备** 手术床及配件(头架、支臂板、床单)。
3. **环境准备** 层流净化手术间、避免人员流动。

【实施】

1. 巡回护士准备手术床及配件(图9-30)。
2. 检查手术床,保持床单位平整(图9-31)。
3. **安装支臂板** 固定要牢固,手臂不可过度外展(图9-32)。

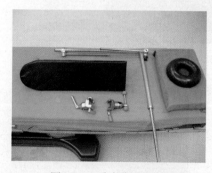

图9-30 手术床及配件

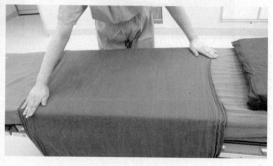

图9-31 整平床单位

4. **安装头架** 固定头架时,需向头侧略偏斜,使手术区域充分暴露(图9-33)。
5. 根据手术的需要调整手术床遥控面板(图9-34)。
6. **术后整理** 拆除手术床配件,擦拭手术床表面。

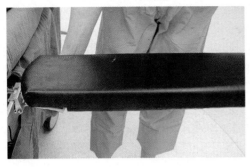

图 9-32　安装支臂板

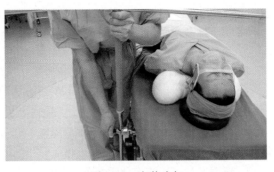

图 9-33　安装头架

【评价】

1. 手术床性能良好,配件准备齐全,符合手术要求。

2. 根据手术需求熟练调节手术床。

【健康教育】

1. 教会护士检查手术床各项功能动作运转是否正常的方法。

2. 告知护士手术床在使用时,应把电源断开,以免术中不慎误碰操作键。

3. 告知护士在手术床降低或倾斜前,移走手术床周围物品,手术床底座不要放任何物品,防止在手术床运动过程有损伤的危险。

【注意事项】

1. 连接充电电线前,要先将交流电线连接到手术床上,然后插入电源插座。

2. 拔下充电线前,要先从电源插座上拔下插头,然后再断开与手术床的连接。

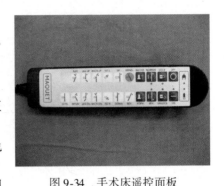

图 9-34　手术床遥控面板

注:手术床遥控面板的各个功能键
OFF:关闭,ON:开启键,LOCK:锁定,UNLOCK:解锁,NORMAL:调整床头方向,TREND:头低脚高,UP:整体升高,DOWN:整体降低,TILT(L):向左倾斜,1TILT(R):向右倾斜,BACK UP:背部抬高,BACK DN:背部降低,LEG UP:腿部抬高,LEG DN:腿部降低,FLEX:腰区抬高,REFLEX:腰区凹陷(用于调整半坐位),LEVEL:复位键

3. 定期对手术床进行充电,发现有破损的电线应立即更换。

4. 手术结束后,手术床应恢复原位。

5. 术后要清洁擦拭手术床表面,保证床面无污物及血迹。

二、手术体位的摆放技术

手术体位的摆放技术是手术病人进行手术时,为使手术部位暴露明显,需要将患者置于不同的手术体位,以保证手术的顺利进行。

【目的】

1. 确保手术体位满足手术要求。

2. 保证患者安全。

【评估】

1. 评估患者皮肤完整性及各关节功能灵活度。

2. 评估摆放体位的用物是否准备齐全。

【计划】

1. 护士准备 着装整洁,洗手,戴口罩。

2. 物品准备

(1) 仰卧手术体位:枕头或头圈,凝胶肩垫,足跟保护垫 2 个(图 9-35)。

(2) 侧卧手术体位:头圈、塑形体位垫、凝胶垫、手板、支臂板、海绵垫、束手带、束腿带(图 9-36)。

(3) 俯卧手术体位:俯卧位枕 3 个、凝胶垫 2 个、束腿带 2 个(图 9-37)。

(4) 截石手术体位:截石位圆弧形腿托 1 套,厚海绵垫或压力缓解保护凝胶腿垫 2 个,束腿带 3 个、肩托 2 个(图 9-38)。

3. 环境准备 层流净化手术间、避免人员流动。

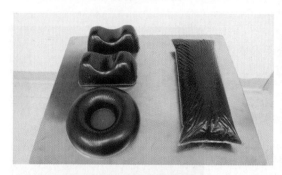

图 9-35 仰卧手术体位用物

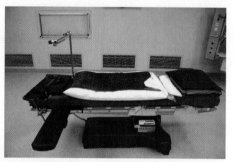

图 9-36 侧卧手术体位用物

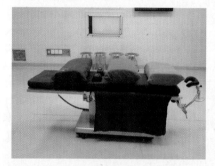

图 9-37 俯卧手术体位用物

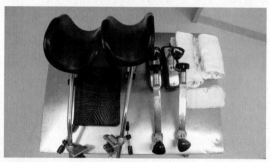

图 9-38 截石手术体位用物

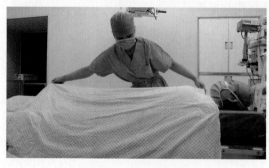

图 9-39 平卧于手术床

【实施】

1. 仰卧手术体位

(1) 患者平卧于手术床上(图 9-39)。

(2) 头部垫头圈(图 9-40)。

(3) 双上肢自然平放于身体两侧,并置于中单内固定(图 9-41)。

(4) 腘窝垫凝胶垫(图 9-42)。

(5) 双侧足跟处垫足跟保护垫(图 9-43)。

(6) 膝部用束腿带固定(图 9-44)。

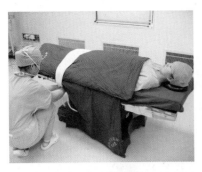

图 9-40　垫头圈

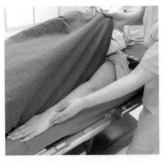

图 9-41　固定双上肢

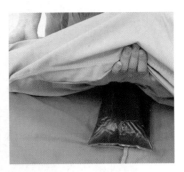

图 9-42　垫凝胶垫

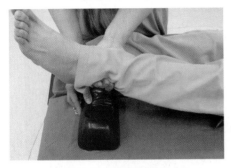

图 9-43　垫足跟保护垫

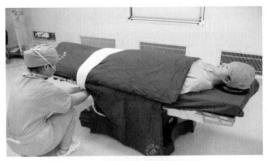

图 9-44　固定膝部

2. 侧卧手术体位

（1）将塑形体位垫摆放成"簸箕"形状置于手术台上,上放海绵垫(图 9-45)。

（2）将塑形体位垫的抽气管接于吸引器上,并且少量抽气,使垫内颗粒不移动(图 9-46)。

（3）塑形体位垫上放凝胶垫(图 9-47)。

（4）塑形垫和凝胶垫上铺中单(图 9-48)。

（5）摆放下层支手架(图 9-49)。

（6）摆放上层支臂架(图 9-50)。

（7）让患者侧卧于塑形体位垫上(图 9-51)。

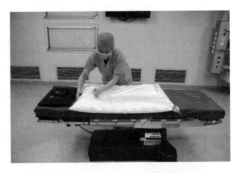

图 9-45　摆放塑形体位垫

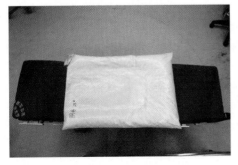

图 9-46　抽气管接吸引器

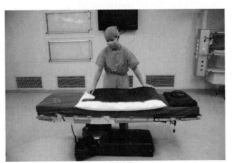

图 9-47　放凝胶垫

（8）用手前后轻轻拍打塑形体位垫，按照患者所需手术体位使体位垫初步成形（图9-52）。

（9）再次抽气至塑形体位垫变硬成型（图9-53）。

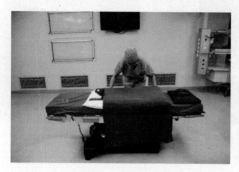

图9-48　平铺中单

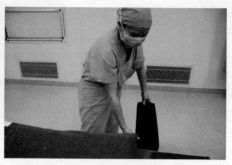

图9-49　摆放下层支手架

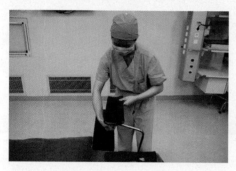

图9-50　摆放上层支臂架

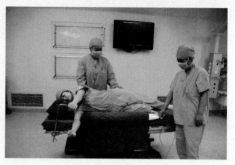

图9-51　患者侧卧

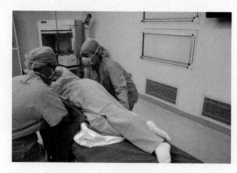

图9-52　轻拍塑形体位垫

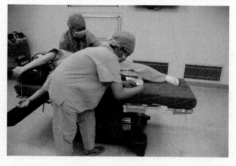

图9-53　再次抽气

（10）两人协助将中单填塞于床垫下（图9-54）。

（11）摆放腿的位置：上腿伸直，下腿弯曲，两膝之间、下腿膝下及双踝下垫薄海绵垫（图9-55）。

（12）盖被，束腿带固定（图9-56）。

（13）摆放手的位置：两臂自然前伸，放于手板及支臂架上，垫以海绵垫，用束手带固定（图9-57）。

（14）固定头架（图9-58）。

（15）摆放完要再次检查腋窝，避免损伤（图9-59）。

3. 俯卧手术体位

（1）麻醉后，巡回护士与麻醉医生、手术医生一同将患者俯卧于手术床上（图9-60）。

（2）上胸部及髂部分别置于海绵枕上，腹部悬空；膝部置于厚海绵垫上，双踝置于海绵垫上

（图9-61）。

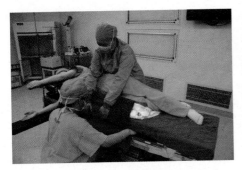

图9-54　填塞中单

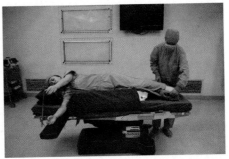

图9-55　摆放腿的位置

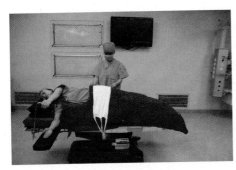

图9-56　束腿带固定

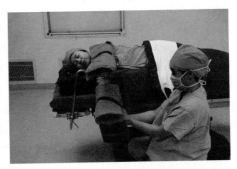

图9-57　摆放手的位置

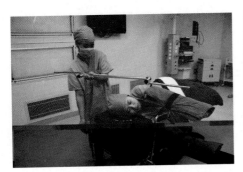

图9-58　固定头架

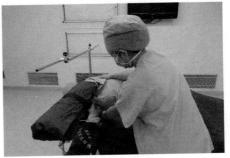

图9-59　检查腋窝

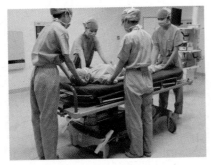

图9-60　协助患者摆俯卧位

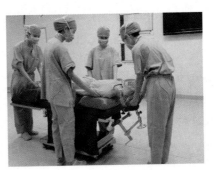

图9-61　腹部悬空

（3）用中单包裹好病人，系好束腿带（图 9-62 和图 9-63）。

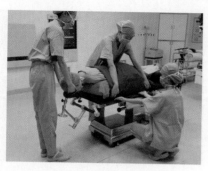

图 9-62 　中单包裹

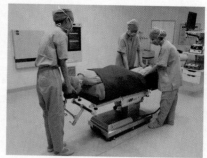

图 9-63 　系束腿带

4. 截石手术体位

（1）将一横向对折中单铺置手术床上，齐边对准床沿边缘（图 9-64）。

（2）将一条束腿带放置中单下，过肘关节即可（图 9-65）。

（3）协助患者移至手术床上平卧，头部垫软枕（图 9-66）。

（4）放置一侧截石位架，根据手术需要调节高度以及圆弧形腿托的位置（图 9-67）。

（5）放置另一侧截石位架，使之与对侧高度一致（图 9-68）。

（6）向下抬移患者，使其臀部置于突出手术床边缘 10cm 的位置（图 9-69）。

（7）将患者双腿放置于截石位架上，使腿托与患者小腿完全服帖，双膝下垫厚海绵垫或压力缓解保护凝胶腿垫（图 9-70）。

（8）双下肢用束腿带分别固定，注意膝关节的保护，松紧适宜（图 9-71）。

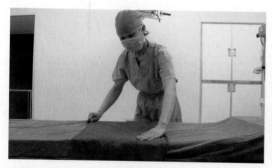

图 9-64 　铺中单

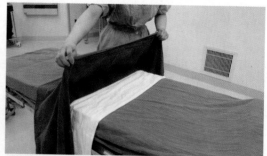

图 9-65 　放置束腿带

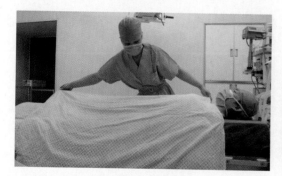

图 9-66 　患者平卧

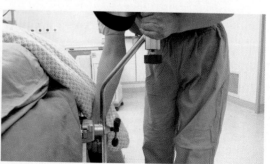

图 9-67 　放置一侧截石位架

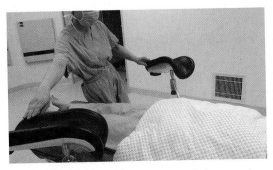

图9-68　放置另一侧截石位架

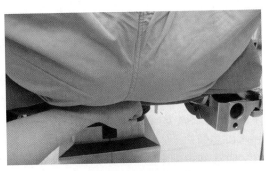

图9-69　向下抬移患者

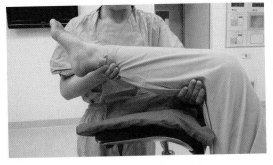

图9-70　双腿放置截石位架上

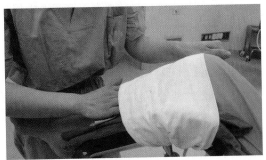

图9-71　束腿带固定双下肢

（9）将患者双上肢先用中单下束腿带分别绕过腋下固定于手术床两侧,不可过紧,再以中单包裹,自然固定于身体两侧(图9-72和图9-73)。

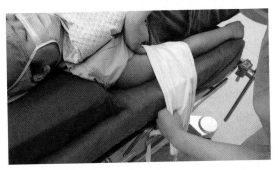

图9-72　固定双上肢

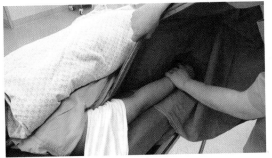

图9-73　中单包裹

（10）在患者两侧肩头放置肩托,并用海绵垫保护皮肤,海绵垫与皮肤间隔两指(图9-74)。

【评价】

1. 物品准备齐全。

2. 手术体位满足手术要求,术野暴露充分。

3. 术后患者关节活动正常,皮肤无压伤,感觉无异常。

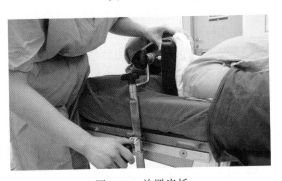

图9-74　放置肩托

【健康教育】

1. 告知护士体位摆放要舒适,床单位要平整、干燥、柔软,在满足手术需求的条件下,达到手术患者安全舒适的目的。

2. 告知护士体位摆放应考虑对呼吸、循环生理功能及皮肤的影响,保持机体功能。

3. 告知护士体位摆放要在安全、舒适的前提下,用约束带或固定架将患者固定稳妥,避免手术时因体位不稳造成的操作不便。

4. 告知护士体位摆放要充分暴露手术野,使视野清晰,操作方便。

5. 告知护士体位摆放要安全,手术中安置肢体要适当,手臂不可过度外展,骨隆突处、血管、神经无挤压,术中使用高频电刀时防止电灼伤。

6. 告知护士体位摆放要便于麻醉医生随时观察患者,便于实施抢救。

7. 告知护士体位摆放要充分考虑患者的个体差异,如患者过胖,手臂应置于支臂板上;风湿病患者,要注意关节受损、活动受限程度。

【注意事项】

1. 仰卧手术体位

(1)手术时间过长时,骶尾部及骨突处皮肤易出现压红及压疮,应垫软垫加以保护。

(2)足跟部受压过久易出现压红甚至压疮,术中足跟与手术床面应保持1cm为宜。

(3)束腿带过紧会造成肢体血液循环受阻,固定时应松紧适度,以能容纳一手掌为宜。

(4)患者皮肤应避免接触金属物品,以防灼伤。

(5)体位摆放应保持头、颈、胸成水平功能位。

2. 侧卧手术体位

(1)固定上侧上肢的支架置于距腋窝约15cm的地方,防止臂丛神经及血管受损伤。

(2)腋窝部摆放时,应注意留出空隙,以容纳一拳为宜,避免臂丛神经受损。

(3)下侧手臂用海绵包裹,呈功能位固定。

(4)双上肢远端关节应高于近端关节。

(5)使用塑形体位垫摆放体位时,应按照个体差异,充分符合个体特点定成型。

(6)塑形体位垫在塑形前,将其颗粒集中在塑形体位垫的上侧及左右侧,并且分布均匀。

(7)术中应观察塑形体位垫,避免漏气。

3. 俯卧手术体位

(1)注意头颈部、肩关节、肘关节的保护。

(2)保护患者眼睛。

(3)术中应注意保持胸腹部悬空,以免影响呼吸。

(4)男性患者应防止会阴部受压,女性患者应防止乳房受压。

(5)胫前和足背交界处用脾垫垫起,保持拇趾悬空,以保持踝关节的功能位,防止足下垂。

4. 截石手术体位

(1)双腿不能过分外展超过正常的生理限度。

(2)束腿带不可过紧,避免腓总神经及肌肉韧带的损伤。

三、手术野皮肤消毒

手术野皮肤消毒是杀灭暂居菌,最大限度杀灭或减少常居菌,避免术后切口感染。

【目的】

杀灭切口处及周围皮肤上的微生物。

【评估】

1. 评估消毒区是否清洁。

2. 评估皮肤是否有破口或疖肿,若有应停止手术。

3. 评估手术部位,选择相应消毒液。

【计划】

1. 护士准备　着装整洁,帽不露头发、口罩不露鼻,指甲不可过长,外科刷手后戴无菌手套。

2. 物品准备　消毒纱球、无菌海绵钳、弯盘、消毒液(2.5%碘酒溶液、75%乙醇溶液、I型安尔碘溶液、1:1000在硫柳汞酊溶液)。

3. 环境准备　层流净化手术间(温度、湿度、换气次数、压差符合规范)、表面卫生符合规范、合理控制人员流动。

【实施】

1. 消毒海绵钳1把,弯盘内放纱球3个,1个蘸2.5%碘酒溶液,另一个蘸75%乙醇溶液,或用I型安尔碘溶液。

2. 自手术切口处向外消毒至切口周围15~20cm以上,碘酒消毒后要等1~2分钟,再用75%乙醇溶液脱碘。消毒中碘酒不要过多,以免烧伤皮肤。

3. 面部、口腔及小儿皮肤,用1:1000在硫柳汞酊溶液和75%乙醇溶液消毒,也可用0.5%的碘伏溶液消毒,内耳手术用1%碘酒溶液和75%乙醇溶液消毒。

4. 消毒过程中有污染,须听从手术室护士安排重新消毒。

5. 消毒后用过的海绵钳交供应室护士收取。

6. 消毒范围包括切口四周15~20cm的区域。

(1) 头部手术皮肤消毒范围:头及前额(图9-75)。

(2) 口唇部手术皮肤消毒范围:面唇、颈及上胸部。

(3) 颈部手术皮肤消毒范围:上至下唇,下至乳头,两侧至斜方肌前缘(图9-76)。

(4) 锁骨部手术皮肤消毒范围:上至颈部上缘,下至上臂上1/3处和乳头上缘,两侧过腋中线。

(5) 胸部手术皮肤消毒范围(侧卧位):前后过中线,上至锁骨及上臂上1/3处,下过肋缘(图9-77)。

(6) 乳腺手术皮肤消毒范围:前至对侧锁骨中线,后至腋后线,上过锁骨及上臂,下过肚脐平行线(图9-78)。

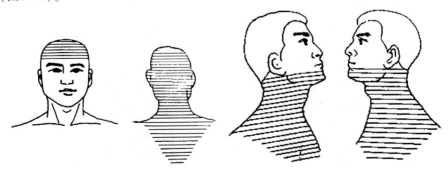

图9-75　头部皮肤消毒范围　　　　图9-76　颈部手术皮肤消毒范围

（7）上腹部手术皮肤消毒范围：上至乳头、下至耻骨联合，两侧至腋中线（图9-79）。

（8）下腹部手术皮肤消毒范围：上至剑突，下至大腿上1/3处，两侧至腋中线。

（9）腹股沟及阴囊部手术皮肤消毒范围：上至肚脐线，下至大腿上1/3处，两侧至腋中线（图9-80）。

（10）颈椎后路手术皮肤消毒范围：上至颅顶，下至两腋窝两线（图9-81）。

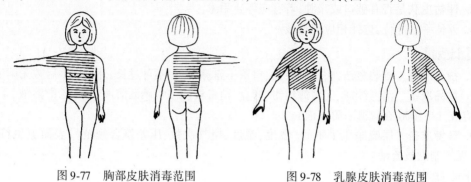

图9-77　胸部皮肤消毒范围　　　　图9-78　乳腺皮肤消毒范围

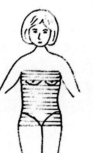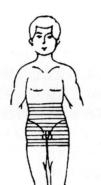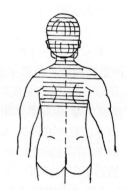

图9-79　上腹部皮肤消毒范围　　图9-80　腹股沟及阴囊部　　图9-81　颈椎后路皮肤消毒范围
　　　　　　　　　　　　　　　　皮肤消毒范围

（11）胸椎手术皮肤消毒范围：上至肩、下至髂嵴连线，两侧至腋中线（图9-82）。

（12）腰椎手术皮肤消毒范围：上至两腋窝连线、下过臀区，两侧至腋中线（图9-83）。

（13）肾脏手术皮肤消毒范围：前后过中线，上至腋窝，下至腹股沟（图9-84）。

（14）会阴部手术皮肤消毒范围：耻骨联合、肛门周围及臀、大腿上1/3内侧（图9-85）。

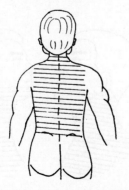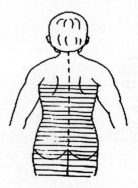

图9-82　胸椎皮肤消毒范围　　　　图9-83　腰椎皮肤消毒范围

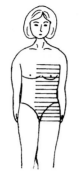 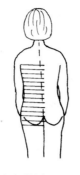 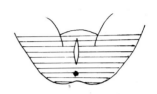

图9-84 肾脏皮肤消毒范围　　　　图9-85 会阴部皮肤消毒范围

（15）四肢手术皮肤消毒范围：周围消毒，上下各超过1个关节（图9-86）。

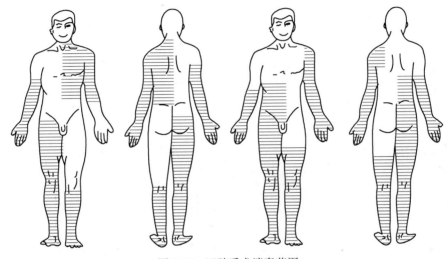

图9-86 四肢手术消毒范围

【评价】

按要求消毒手术野，消毒区域无遗漏。

【健康教育】

1. 告知护士检查消毒液的有效期。

2. 告知护士消毒液不可过多或过少。

【注意事项】

1. 认真检查无菌物品日期、包装完整。

2. 皮肤消毒应由手术切口开始向四周涂擦，感染伤口或肛门会阴部消毒则应由外向内涂擦。

第三节　术中配合护理技术

术中配合的护理技术主要包括穿针引线技术、敷料传递技术和手术器械传递装卸技术。应重点掌握穿针引线技术的方法，不同敷料传递的方法，不同手术器械传递装卸方法及要点。

一、穿针引线技术

"穿针引线"技术是手术室护士最基本、最常用的操作技能,穿针的质量和速度对手术起着至关重要的作用。

【目的】

及时传递手术医生所需针线,顺利完成手术。

【评估】

1. 评估持针器性能是否良好。

2. 评估缝针的针尖与针孔是否完整。

【计划】

1. 护士准备 着装整洁,洗手,戴口罩、帽子、帽不露头发。

2. 物品准备 持针器、缝针、缝线、手套。

3. 环境准备 层流净化手术间(温度、湿度、换气次数、压差符合规范)、表面卫生符合规范、合理控制人员流动。

【实施】

1. 右手拿持针器,夹缝针于后 1/3 与 2/3 交界处,递于左手(图 9-87 和图 9-88)。

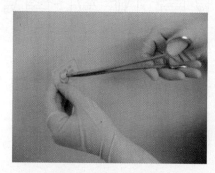
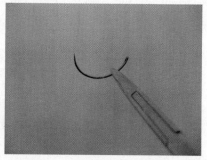

图 9-87 右手拿持针器　　　　图 9-88 针夹后 1/3 交界处

2. 左手拿持针器中部,右手拇指与示指将线尖端整好,将线穿入针孔(图 9-89)。

3. 线头穿过针孔后,右手拇指顶住针尾孔,示指顺势将线头拉出针孔。拉线过针孔 7～8cm 后,右手拇指、示指将线合并后,卡在持针器头部缝中(图 9-90 至图 9-92)。

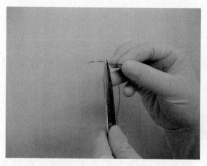
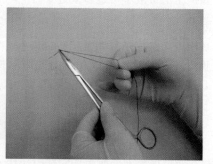

图 9-89 线穿入针孔　　　　图 9-90 线头拉出针孔

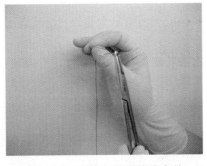

图 9-91　右手拇、示指将线合并

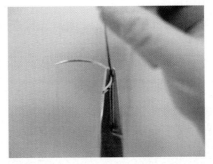

图 9-92　线卡在持针器头部缝中

4. 根据所需线的长短,右手拇指、示指捏住断线处,中指向下压线,示指、拇指向上弹,线即被卡住(图 9-93)。

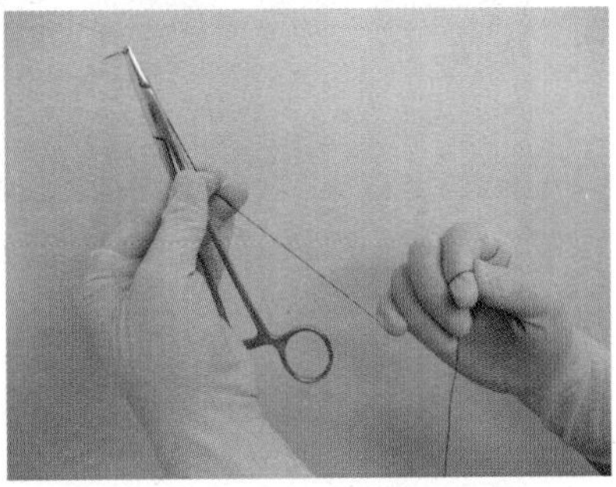

【评价】

1. 持针器夹针的部位符合要求。

2. 每分钟穿针引线最低 15 次。

【健康教育】

1. 告知护士检查缝针的完整性。

2. 告知护士检查持针器的完整性。

图 9-93　调节线长短

【注意事项】

1. 持针器夹于缝针的后 1/3 与 2/3 交界处。

2. 拉线过针孔要 7~8cm,约 1/3 个持针器长。

二、敷料传递技术

敷料传递技术是铺置无菌单的基础操作,可建立无菌安全区,显露手术切口所必需的皮肤区域,遮盖切口周围,避免和减少手术中的污染。

【目的】

建立无菌安全区,显露手术部位,避免术中污染。

【评估】

1. 评估手术情况,准备无菌敷料包。

2. 评估敷料有效期,有无破损、潮湿、松动等情况。

【计划】

1. 护士准备　着装整洁,洗手,戴口罩、帽子。帽不露头发、口罩不露鼻。指甲不可过长,外科刷手后穿无菌手术衣、戴无菌手套。

2. 物品准备　无菌敷料包。

3. 环境准备　层流净化手术间(温度、湿度、换气次数、压差符合规范)、表面卫生符合规范、合理控制人员流动。

【实施】

1. 刷手前准备　检查敷料包的有效期及完整性,无误后打开外包装。

2. 刷手后操作

（1）洗手护士穿手术衣、戴手套后先检查敷料包内灭菌指示卡是否符合规范，无误后将敷料依种类进行整理。

（2）护士传递治疗巾或中单时，手持两端向内翻转遮住双手，医师接时可避免接触护士的手（图9-94 和图9-95）。

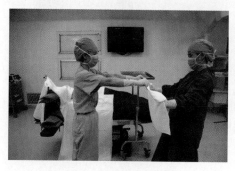 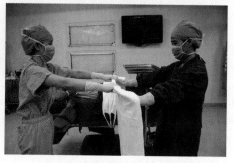

图9-94　手持两端向内翻转　　　　　　图9-95　医师避免接触护士手

（3）护士传递大的无菌单，在铺展开时，要手持单角，向内翻转遮住手背，以免双手被污染（图9-96 和图9-97）。

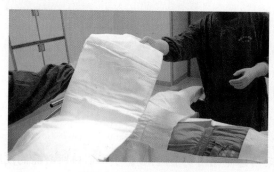 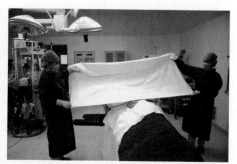

图9-96　传递大无菌单　　　　　　　图9-97　手持单角向内翻转

（4）护士传递洞巾时，在铺展开时，要手持单角，洞巾的洞对准手术部位，不可上下移动，以免被污染（图9-98 和图9-99）。

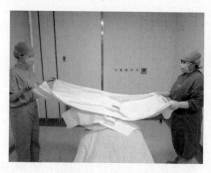 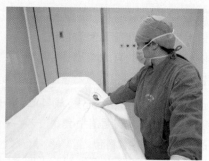

图9-98　手持单角　　　　　　　图9-99　洞巾的洞对准手术部位

【评价】

敷料符合手术需求，敷料完好无缺失，无菌单下垂和层数符合规范。

【健康教育】

1. 告知护士手术切口四周及手术托盘上应铺置 4 层以上,其他部位应至少 2 层以上,无菌单下垂应超过桌面下 35cm。

2. 告知护士打开无菌中单时,无菌单不可触及腰以下的无菌手术衣。

【注意事项】

1. 铺手术野治疗巾的顺序是先下后上,再对侧,最后铺近侧。已经铺置的无菌巾不可随意移动。如果铺置不准确,只能向切口外移动,不能向切口内移动。

2. 铺第 1 层治疗巾可以用手巾钳固定或用皮肤保护膜覆盖,其他层次固定不得用手巾钳,可用组织钳。

3. 铺置第 1 层无菌单后,医师手臂应再次消毒并穿无菌手术衣,戴无菌手套后铺置其他层次的无菌单。

三、手术器械传递装卸技术

手术器械传递装卸技术是手术室护士最基本、最常用的操作技能,手术器械传递装卸技术的质量和速度对手术起着至关重要的作用,要稳、准、快、对,传递力量适度。

【目的】

掌握手术器械的装卸传递方式,熟练配合手术。

【评估】

评估手术器械的性能。

【计划】

1. 护士准备　着装整洁,洗手,戴口罩、无菌手套。

2. 物品准备　手术刀柄及手术刀片。

3. 环境准备　层流净化手术间(温度、湿度、换气次数、压差符合规范)、表面卫生符合规范、合理控制人员流动。

【实施】

1. 装载刀片时,用持针器夹持刀片前端背部,使刀片的缺口对准刀柄前部的刀楞,稍用力向后拉动即可装上(图 9-100)。

2. 取下时,用持针器夹持刀片尾端背部,稍用力提起刀片向前推即可卸下(图 9-101)。

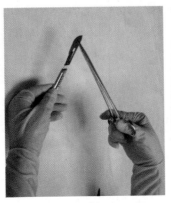
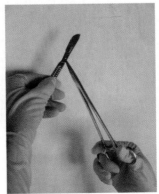

图 9-100　装载刀片　　　　　图 9-101　卸下刀片

3. 手术时根据实际需要,选择合适的刀柄和刀片(图9-102)。

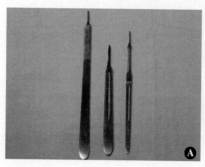 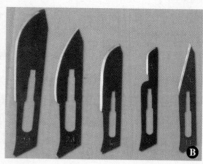

图9-102 刀柄和刀片

A.刀柄;B.刀片

4. 传递手术刀时,传递者应握住刀柄与刀片衔接处的背部,将刀柄尾端送至术者的手里,不可将刀刃对着术者传递,以免造成损伤(图9-103)。

5. 剪刀的传递 术者示、中指伸直,并作内收、外展的"剪开"动作,其余手指屈曲对握(图9-104)。

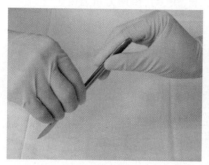 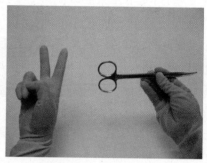

图9-103 传递手术刀　　　　　　图9-104 传递剪刀

6. 血管钳的传递 术者掌心向上,拇指外展,其余四指并拢伸直,传递者握血管钳前端,以柄环端轻敲术者手掌,传递至术者手中(图9-105)。

7. 针持钳传递 传递者握住持针钳中部,将柄端递给术者(图9-106)。

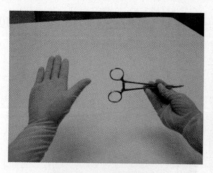 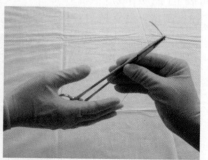

图9-105 传递血管钳　　　　　　图9-106 传递针持

【评价】

1. 传递器械速度快、方法准、器械对。

2. 传递器械力度适宜。

3. 根据手术部位能够及时调整手术器械。

4. 及时收回切口周围的器械,未出现堆积掉地等情况。

【健康教育】

1. 告知护士传递时要便于手术医生使用,无需倒手。

2. 告知护士及时收回切口周围的器械。

【注意事项】

1. 刀片应用持针器夹持安装,切不可徒手操作,以防割伤手指。

2. 在持针器的传递和使用过程中切不可刺伤其他手术人员。

3. 向助手传递时要避开主刀医生的视野,从合适位置传递,勿妨碍主刀操作。

4. 不得从背后传递。

第四节　手术室设备使用技术

一、高频电刀的使用技术

高频电刀是一种取代机械手术刀进行组织切割的电外科器械。

【目的】

通过有效电极尖端产生的高频高压电流与肌体接触时对组织进行加热,实现对肌体组织的分离和凝固,从而起到切割和止血的目的(图9-107)。

【评估】

评估机器性能及所需部件是否齐全。

【计划】

1. **护士准备**　着装整洁,洗手,戴口罩、无菌手套。

2. **物品准备**　输出刀笔(图9-108)、回路负电极(图9-109)、双极镊连线(图9-110)、脚踏板(图9-111)。

3. **环境准备**　层流净化手术间(温度、湿度、换气次数、压差符合规范)、表面卫生符合规范、合理控制人员流动。

【实施】

1. 接通电源,打开电刀总电源开关(图9-112)。

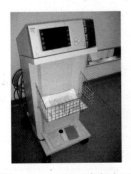
图9-107　ERBE 高频电刀

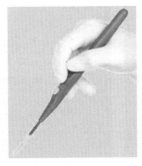
图9-108　输出电笔

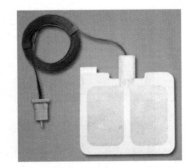
图9-109　回路负电极

2. 打开机器自检开关,所有显示屏均显示"8",所有指示灯均亮过一遍,同时伴有"嘟"的声音,负极板接口显示为黄色,方可使用(图9-113)。

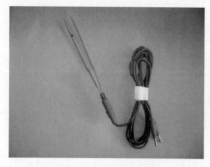

图9-110　双极镊连线

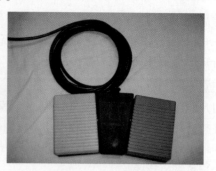

图9-111　脚踏板

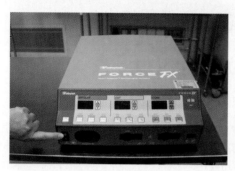

图9-112　打开开关

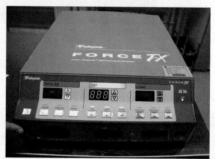

图9-113　开机自检

3. 将电刀、电凝的输出调节至所需的量。前面板中间黄色显示部分为切割功率显示,LOW 为低压切割模式,主要用于腹腔镜外科或精细组织切割。PURE 为纯切割,主要用于对任何组织的清晰、精确、无损伤切割。BLEND 用于对任何组织的切割,同时具有很好的凝血作用。前面板蓝色显示部分为凝血功率大小显示控制部分,DESICATE/LOW 为低压接触式凝血,适用于腹腔镜手术和精细组织凝血,FULGURATE/MED 用于大部分组织的有效非接触式凝血。SPRAY/HIGH 为喷射式凝血,适用于大面积组织渗血,并形成非常薄浅的组织焦痂层(图9-114)。

4. 将负极板贴在患者肌肉丰富处　先确定患者手术部位,必要时刮除毛发、用酒精去除油脂及皮屑等,然后拉开导电胶保护纸,紧密平贴于局部皮肤上(从中间向两边抚平或从一端向另一端抚平,避免皱褶),尽量垂直粘贴于来自操作位置的电流方向(图9-115)。

(1) 适宜部位:血管与肌肉丰富的部位,不妨碍手术的最近部位,皮肤完整及体毛少的部位。

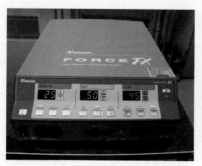

图9-114　输出调节

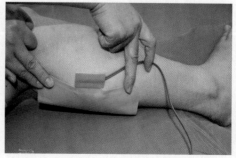

图9-115　粘贴负极板

（2）不适宜部位：背、臀等受压部位,易接触液体的部位,人体弯曲部位,血液肌肉不丰富部位,皮屑及体毛较多部位,四肢远端及骨凸处。

5. 按照粘贴负极板方法粘贴负极板,打开夹头插入负极板插片,反扣夹头,确认两者紧密接触,不会松脱。

6. 将电刀插头插入电刀机器插口上,即可使用（图9-116）。

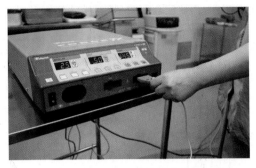

图9-116　连接插头

7. 关机时,拔下刀笔插头,拔掉电源线。

【评价】

高频电刀使用方法正确,达到切割和止血的目的。

【健康教育】

1. 告知护士高频电刀应用三项插座确保接地。

2. 告知护士确保患者身体与肢体不接触金属物,以免烫伤或灼伤。

3. 告知护士输出刀笔放电时,禁止触碰负极板或连线。

4. 告知护士不可在有易燃气体的环境下工作。如：麻醉剂、酒精、笑气等。

5. 告知护士使用中的高频电刀不可被覆盖,以免影响散热。不可有液体放在电刀上,以免流入设备出现短路或放电。

【注意事项】

1. 负极板使用注意事项

（1）粘贴前,检查电极和导线有无折损、破损、过期。

（2）避免手指接触导电胶面,确保胶面完好。

（3）不论成人、儿童或婴儿尽量使用可能粘贴的最大尺寸负极板。

（4）粘贴于上臂或大腿时,应避免发生极板自身碰触或重叠。

（5）避免粘贴于骨突出部、皮肤干燥处,避免粘贴于植入金属部位、靠近心电图电极位置。

（6）以电流走最短的捷径选择粘贴部位,应避免电流经过心脏。

（7）部分电刀可以同时选择单、双回路负极板。部分电刀只能选择一种回路方式：即单回路系统电刀只能使用单回路负极板；双回路系统电刀只能使用双回路负极板；不可互换使用。（请详阅说明书）

2. 高频电刀使用注意事项

（1）输出手笔及导线应保持清洁,用湿纱布擦拭,不得用水冲洗。术中不用时,应及时清理输出手笔上的血迹及焦痂,并固定放置于安全位置。

（2）置入心脏起搏器患者需使用时,请向术者及厂家咨询。

（3）使用中,如果输出手笔（正电极）的输出量不足,应检查整个系统,包括主机、输出手笔导线及连接、负极导线及连接、负极板的粘贴。

（4）高频电刀不可用于小肢体手术（如：指头、包皮等）

3. 维护注意事项

（1）日常维护保养（操作者）：术前检查配件齐全、性能良好,按规程操作,出现问题及时处理,术后认真清洁擦拭。

（2）一级保养（操作者/专修人员）：按计划进行局部和重点部位检查,彻底清洗外表,更换

耗损配件,调整配合间隙,紧固松动部位。(根据产品说明书确定周期)

(3)二级保养(专修人员):彻底清洗外表和内部,更换耗损配件,调整配合间隙;紧固各部位,检测标定,并记录签名。

二、超声切割止血刀的使用技术

超声切割止血刀是通过超声频率发生器使金属探头(刀头)以超声频率55Hz进行机械振荡,用来代替电刀、激光刀和钢制的同类产品(图9-117)。

【目的】

使组织内的水分汽化,蛋白氢键断裂,细胞崩解,切开或凝固组织。

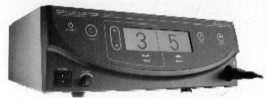

图9-117 超声切割止血刀

【评估】

评估机器性能及所需部件是否齐全。

【计划】

1. 护士准备 着装整洁,洗手,戴口罩、无菌手套。

2. 物品准备

(1)脚控开关及电缆线:在0.010安培下电压约12V。

(2)超声刀手柄和刀头扳手:手柄和刀头扳手可重复使用,手柄和刀头扳手使用前消毒。

(3)5mm刀与保护鞘、10mm刀与保护鞘,凝血剪刀(LCS)与把持鞘,适用于腹腔镜手术。

(4)HS2刀头和手柄转接帽,凝血剪刀(CS)和抓持套管,开腹手术用。

(5)5mm刀头转换帽、10mm刀头转换帽。

3. 环境准备 层流净化手术间(温度、湿度、换气次数、压差符合规范)、表面卫生符合规范、合理控制人员流动。

【实施】

1. 将脚踏开关与主机背面相连 脚踏开关的4针阳极电插头红点与主机背面左下方的4针阴极电插头红点相连(图9-118)。

2. 连接手柄和接刀头,用手顺时针将刀头与手柄旋紧(感到紧即可)(图9-119)。

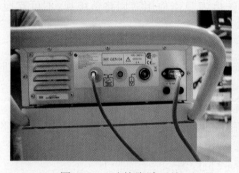

图9-118 连接脚踏开关

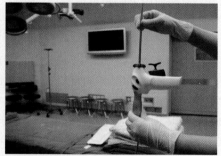

图9-119 连接手柄和接刀头

3. 开机自检开始,之后屏幕上显示已存的能量设定级别(Level 1至Level 5)。

4. 主机面板上根据需要,按箭头方向调节能量大小(1~5)级,并可按保存键保存(图9-120)。

5. 踩下左侧踏板,输出能量为主机面板显示的已设定的能量大小;踩下右侧踏板,能量输出为最高档能量(图9-121)。

6. 音量旋钮,调节指示音的音量;亮度调节钮,调节显示屏的亮度(图9-122)。

7. 关机后,拔下超声刀线,收起电源(图9-123)。

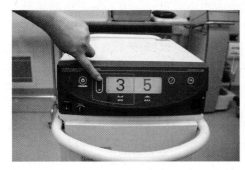

图9-120　调节能量

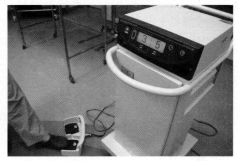

图9-121　左右踏板

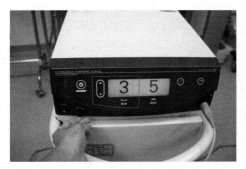

图9-122　调节音量

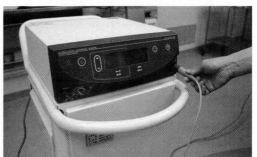

图9-123　拔下超声刀线

【评价】

超声切割止血刀使用方法正确,组织被切开或凝固。

【健康教育】

1. 告知护士手术当日再次检查,并开机备用。

2. 告知护士铺单后,连接手柄并与术者共同测试。

3. 告知护士手术结束,妥善处理各部件,并记录使用情况。

【注意事项】

1. 踏下脚踏板,主机发出持续的"嘀嘀"提示声,说明超声刀工作不正常。这时,检查刀头是否拧紧,如果没有拧紧,重新拧紧,再次测试。如果仍持续报警,卸下刀头,换上测试棒,扭紧测试棒,再次测试;如果声音提示正常,则问题出在刀头上,更换刀头;如果报警声仍持续,则提示问题出在刀柄上,更换刀柄。

2. 手术完毕或术中需要更换刀头时,关机或按备机状态键,将主机置于备机状态,反方向卸下刀头。

3. 超声刀使用过程中,应利用手术操作间隙,清洁刀头,去除刀头组织及血液积聚物,延长刀头使用寿命,并保证超声刀有效的切割止血。

4. 手术完毕,轻柔清洁刀头、刀鞘,延长使用寿命。

5. 手柄的电线和套鞘需要进行功能检测和安全检测,功能检测可以根据所有系统的检测部分来完成,安全检测检查套壳、电线有无裂缝或其他危险,若有问题就要及时更换,不要将手柄浸入任何液体中,避免在对手柄进行无菌处理前用研磨剂清洗。

6. 主机需要定期进行功能检测和安全检测,功能检测可以根据所有系统检测部分的说明来完成。安全检测包括生物工程部现行的问题检测,主机套壳可以用温和的清洁剂和湿海绵清洁,不要将水溅在主机上。

7. 脚踏开关和电线需要定期进行功能检测和安全检测,可以根据所有系统检测部分的说明来完成。安全检测包括证实脚踏板上没有黏着残渣,检查电线有无裂缝或其他问题,若有问题就要及时更换。

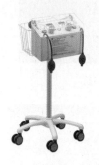

图 9-124　2500 型单肢体止血带机

三、电动气压止血仪的使用技术

电动气压止血仪是骨科、外科、抢救室常备的止血器械,采用气压方法,阻断肢体血流,达到止血目的,适用于成人或儿童四肢手术(图 9-124)。

【目的】

1. 最大限度的制止创面出血,达到止血、暴露术野的目的。

2. 缩短手术时间,减少或避免输血。

【评估】

1. 评估患者年龄,选择合适的止血带。

2. 评估机器性能及所需部件是否齐全。

【计划】

1. 护士准备　着装整洁,洗手,戴口罩、无菌手套。

2. 物品准备　织品止血带(图 9-125 和表 9-1)、硅胶止血带(图 9-126 和表 9-2)。

表 9-1　织品止血带种类与规格

种类	规格(长×宽)
婴幼儿	20cm×2.5cm
儿童	30cm×4cm
成人上肢	35cm×6cm
成人上肢(加长)	46cm×7.5cm
成人下肢	61cm×9cm
成人下肢(加长)	76cm×9cm
成人下肢(特长)	86cm×9cm

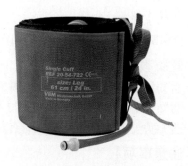

图 9-125　织品止血带

表 9-2　硅胶止血带种类与规格

种类	规格(长×宽)
儿童	30cm×4cm
成人上肢	35cm×6cm
成人上肢(加长)	46cm×7.5cm
成人下肢	61cm×7.5cm
成人下肢(加长)	76cm×10cm

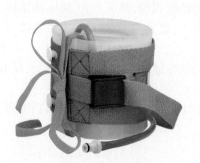

图 9-126　硅胶止血带

3. 环境准备 层流净化手术间(温度、湿度、换气次数、压差符合规范)、表面卫生符合规范、合理控制人员流动。

【实施】

1. 接通电源,自检正常,电源指示灯显示绿色(图9-127)。

2. 设定工作时间 时间设定60分钟,设置正计时或倒计时,在工作至设定时间时,仪器自动报警,有蜂鸣声提示(图9-128)。

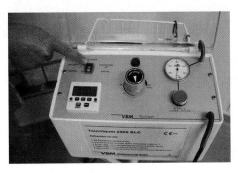

图9-127 接通电源

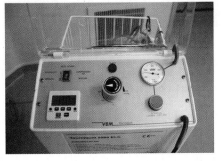

图9-128 设定工作时间

3. 选择驱血套,将充气接头与主机相连接(图9-129)。

4. 充气 根据所需的压力,旋转压力调节钮充气(图9-130)。

5. 术中如需要可做瞬时放气。按下瞬时放气钮,止血带压力回到零,手指抬起,驱血带马上恢复到原设定的压力(图9-131)。

6. 手动充气 发生断电或无电源时,可用手动充气球为止血带充气,持续按下瞬间放气钮放气,将压力调节钮调为零(图9-132)。

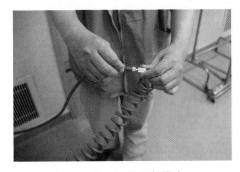

图9-129 连接充气接头

【评价】

电动气压止血仪使用方法正确,达到止血、暴露术野的效果。

【健康教育】

1. 告知护士止血带扎紧后应另加绷带固定。

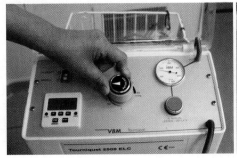
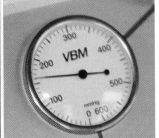

图9-130 调节旋钮

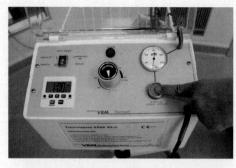

图9-131 瞬时放气

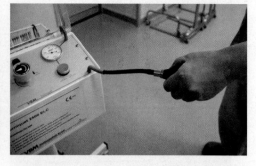

图9-132 手动充气

2. 告知护士应在遵医嘱放掉气囊止血带里的充气时,应告知麻醉医生,监测患者血压变化。放气速度要缓慢匀速。

【注意事项】

1. 止血带扎在肢体上才能充气,否则会爆裂,防止在打气后因压力过大而挣脱开。

2. 避免按键压力过大过快,以免操作键失灵。

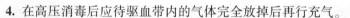

3. 在使用过程中如发生漏气,应及时给予更换,否则气泵持续工作会缩短其使用寿命。

4. 在高压消毒后应待驱血带内的气体完全放掉后再行充气。

5. 松加压驱血裤时要在驱血裤内的气体完全放掉后再打开拉锁。

6. 止血带应经常检修,使用前必须检查所有的阀门和袖带。

四、显微镜使用技术

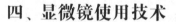

图9-133 手术显微镜

手术显微镜主要适用于微细血管和神经的缝合,以及其他需要借助显微镜进行的精细手术或检查(图9-133)。

【目的】

清楚地显示组织的显微结构。

【评估】

评估机器性能及所需部件是否齐全。

【计划】

1. 护士准备 着装整洁,洗手,戴口罩、无菌手套。

2. 物品准备 显微镜。

3. 环境准备 层流净化手术间(温度、湿度、换气次数、压差符合规范)、表面卫生符合规范、合理控制人员流动。

【实施】

1. 使用前

(1) 接通电源,打开底座固定器(图9-134)。

(2) 打开总开关,绿灯显示。打开显微镜灯开关,使用良好后关闭(图9-135)。

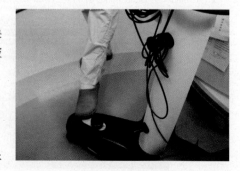

图9-134 连接固定

（3）双手握住显微镜手柄后面按钮,拉长显微镜手臂成直角状态,松开按钮(图9-136)。

（4）打开显微镜灯,依术者视力调节光线,调整手术操作者的位置(图9-137)。

（5）套无菌显微镜套或安装无菌调试套(图9-138)。

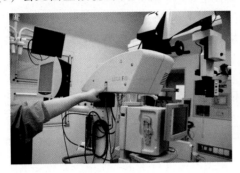

图9-135 打开开关

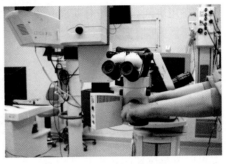

图9-136 拉长显微镜手臂

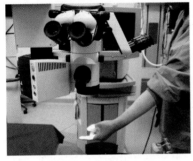
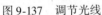

图9-137 调节光线

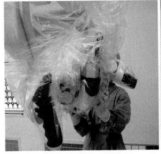
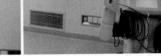

图9-138 套无菌显微镜套

2. 使用后关闭显微镜光源,打开固定器,将显微镜推离手术区;关闭总电源,收好电源线,将显微镜推回放置原位,踩下固定器;用拭镜纸擦干净镜头表面污迹,清理显微镜外表面,挂上安全标志(图9-139)。

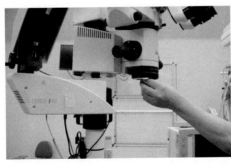
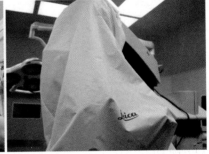

图9-139 擦拭清理

【评价】

显微镜使用方法正确,组织的显微结构能清楚显示。

【健康教育】

1. 告知护士每次使用后,要用拭镜纸擦净物镜和目镜。

2. 告知护士随时记录显微镜的使用情况、性能、故障及解决办法。

3. 告知护士显微镜放置的位置相对固定,注意避免碰撞。

【注意事项】

1. 勿用酒精、乙醚等有机溶剂擦拭镜身,可用软布或纸巾蘸软质清洁剂和水擦拭。

2. 备好备用灯泡,灯泡坏时要随时更换。

3. 关闭显微镜时,要先将光源电源关闭,再关闭显微镜电源开关,将调节光源旋钮旋至最小。

4. 显微镜通常处于平衡状态,无特殊要求,不要轻易调节。

5. 专人负责检查,设专用登记本,登记使用情况并签名。

五、电视腹腔镜系统使用技术

电视腹腔镜系统使用技术是利用腹腔镜及其相关器械进行手术。使用冷光源提供照明,将腹腔镜镜头(直径为 3~10mm)插入腹腔内,运用数字摄像技术使腹腔镜镜头拍摄到的图像通过光导纤维传导至后级信号处理系统,并且实时显示在专用监视器上,然后医生通过监视器屏幕上所显示患者器官不同角度的图像,对患者的病情进行分析判断,并且运用特殊的腹腔镜器械进行手术(图 9-140)。

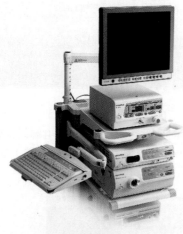

图 9-140　电视腹腔镜系统

【目的】

通过腹腔镜治疗达到疗效确切、对机体损伤小、患者恢复快的目的。

【评估】

1. 评估机器性能及所需部件是否齐全。

2. 评估手术用无菌器械是否在有效期内。

【计划】

1. 护士准备　着装整洁,洗手,戴口罩、无菌手套。

2. 物品准备

(1)腹腔镜:诊断性腹腔镜和手术性腹腔镜,两者各有不同类型的视角镜可供选择:0°镜,30°斜视镜,45°斜视镜,70°斜视镜。

(2)内镜电视摄像系统

1)监视器:36~54cm,放置的高度一般比术者视平线低 15°。

2)摄像头:3 晶片数码控制彩色摄像头。

3)信号转换器。

(3)冷光源系统

(4)二氧化碳气腹系统:由气腹机、二氧化碳钢瓶、2.5m 长硅胶管和弹簧气腹针(Veress needle)组成。

(5)单、双极多功能高频电刀:可选用常规手术所用的电刀。

(6)冲洗、吸引装置。

(7)录像机、盘式记录仪、静像视频打印机、腹腔镜用超声波诊断装置、腹腔镜用纤维胆道镜、集总监控中心(SCB)等为选配设备。

(8)集总监控中心。

（9）腹腔镜器械：穿刺器（包括内芯和套管，图9-141）、气腹针、抓持器械（由把手、可旋转器械轴和各种工作头部组成）、手术剪、止血用器械［包括单极电钩电铲，双极电凝钳，钛夹和钛夹钳，超声刀，血管结扎束（Ligasure™）等］、吸引和冲洗管、腹腔镜拉钩、缝合和结扎器械（包括针持和打结器）。

3. 环境准备 层流净化手术间（温度、湿度、换气次数、压差符合规范）、表面卫生符合规范、合理控制人员流动。

【实施】

1. 检查各仪器电源插头与仪器是否插好，将仪器接通电源（图9-142）。

2. 打开气腹机电源开关，气腹机自检完成后待用。当气腹针穿刺成功确定进腹腔后，打开进气开关（图9-143）。

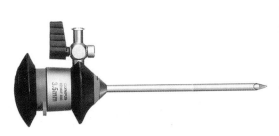

图9-141 穿刺器

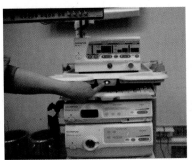

图9-142 接通电源

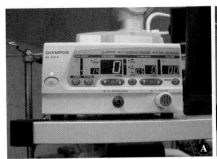
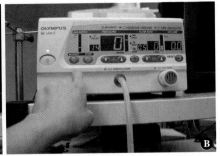

图9-143 打开电源、进气开关
A. 自检；B. 打开开关

3. 将摄像头的目镜端用镜头纸擦掉灰尘，套以无菌塑料套。接机器端水平插入机器接口中，打开摄像机及监视器开关（图9-144）。

4. 将导光纤维插入冷光源机的光纤接口中，打开电源开关。当镜头进入腹腔前，打开光源开关（图9-145）。

5. 根据手术需要调整镜下术野的亮度，调节时轻按调节键，缓慢调节（图9-146）。

6. 手术结束后，先关闭光源开关，再关闭冷光源电源开关。

7. 关闭气腹机。步骤是：关闭进气开关 →关闭二

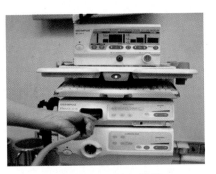

图9-144 连接机器端

氧化碳桶开关→ 打开气腹机进气开关→ 放余气 →关闭进气开关→ 关闭气腹机电源开关。

8. 关闭摄像机、监视器电源开关。切断仪器电源,将电源线盘好系于仪器后,将仪器归位。

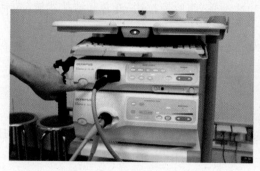

图9-145　打开电源开关

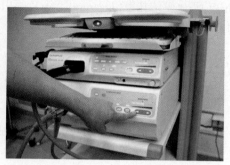

图9-146　调节亮度

【评价】

1. 护士能熟练观看显示屏,主动快速传递手术所需物品。

2. 手术护士熟练掌握各器械名称、用途、拆洗和安装方法,能排除仪器的常见故障。

【健康教育】

1. 教会护士各器械名称、用途、拆洗、安装和排除仪器常见故障方法。

2. 告知护士每次手术完毕后,应逐一检查仪器性能是否完好,再切断电源。

【注意事项】

1. 冷光源在使用过程中,主机应放置于通风、散热的台车上,减少光源无效工作时间,以延长使用寿命。

2. 使用二氧化碳气腹机前应注意各接头及高压泵管是否牢固,检查气腹机工作是否正常,若有不安全因素,应修理调试后方可使用,充气导管要求无菌。

3. 手术中要爱护器械,使用得当。用后认真用清水刷洗,气枪吹干后上油,以防受潮生锈。

4. 保持仪器的清洁,监视器、录像设备、气腹机、电凝器等在手术完成后擦净仪器上的灰尘,用防尘罩遮起来,妥善保存,防止损坏。

5. 中转开腹时,应将台上器械及时撤下,换上开腹器械,并清点纱布、器械。撤下的器械不可拿出手术间,以便手术结束时查对。

参考文献

北京市卫生局.2002.护理常规——临床医疗护理常规.北京:中国协和医科大学出版社

曹维新,李乐之.2006.外科护理学.第4版.北京:人民卫生出版社

陈村龙,黄晓波.2003.现代内科与护理技术.北京:人民军医出版社

陈筠,杨辉,王宝珠.2007.临床护理告知程序.北京:人民卫生出版社

陈腊金,林昭.2012.膀胱癌术后膀胱灌注护理总结.实用中医药杂志,28(10):878-879

陈韶雯.2007.电冰毯用于中枢性高热的护理体会.护士进修杂志,4(22):7,661

陈妍,林羽.2013.急诊急救专科护士实践手册.北京:化学工业出版社

崔焱.2001.护理学基础.北京:人民卫生出版社

丁永芹,李继梅.2009.气压式血液循环驱动仪对脑血管病人血压的影响.护士进修杂志,24(1):52-53

杜克,王守志.1995.骨科护理学.北京:人民卫生出版社

郭桂芳,姚兰.2002.外科护理学.北京:北京大学医学出版社

何玮.2012.中华医学会泌尿外科分会留置导尿管护理指南.16(2):45-60

贺爱兰,张明学.2004.实用专科护士丛书(骨科分册).长沙:湖南科学技术出版社

侯春林,顾玉东.2006.皮瓣外科学.上海:上海科学技术出版社

黄晓文.2010.胆道术后T管拔管最佳时间及部分危险因素的临床分析.中国当代医药,17(7):19

黄孝迈,秦文瀚,孙玉鹗.1997.现代胸外科学.第2版.北京:人民军医出版社

蒋小芽,赵鸿鸣.2007.电冰毯降温在重型颅脑损伤后高热中的应用.中国实用医药,1(2):33,149

焦俊琴,王伟娜.2007.乳腺癌术后早期实施康复训练程序的效果观察.护理实践与研究,4(8):31-32

金芳.2005.骨科临床实用护理.北京:科学技术文献出版社

景娥.2008.骨科疾病护理(临床疾病护理丛书).北京:科学技术文献出版社

亢建民,闫学江.2006.无创颅内压监测临床应用价值.第三军医大学学报,6(28):12,1361

李建民,袁爱华.2006.外科护理学.北京:清华大学出版社

李明凤,叶磊.2011.急诊科护理手册.北京:科学出版社

李秋萍.2006.内科护理学.北京:人民卫生出版社

李淑迦,龚玉秀.2008.国家执业医师、护士"三基"训练丛书(护理学分册).北京:人民军医出版社

李亚洁,周丽华.2012.应急护理学.北京:人民卫生出版社

梁晓坤.2002.临床护理学:营养/排泄.北京:中国协和医科大学出版社

刘新光,戴晓玲.2009.常见胃肠病知识问答.北京:科学出版社

路潜,李建民.2006.外科护理学.北京:北京大学医学出版社

路潜,李建民.2006.外科护理学.北京:北京大学医学出版社

吕青,刘册,霍丽丽.2007.现代急重症护理学.北京:人民军医出版社

罗婕,曾琼娥,肖杰等.2010.泌尿外科医护人员持续膀胱冲洗引流液颜色认识现状调查.护理学报.8

农瑞芳.2011.持续有创颅内压监测及护理.中国现代药物应用,12(5)24,112-113

皮红英,高岩.2006.实用手术后护理.北京:人民军医出版社

皮红英,高岩.2006.实用手术后护理彩色图谱.北京:人民军医出版社

裘华德,宋九宏.2008.负压封闭引流技术.第2版.北京:人民卫生出版社

桑未心,钱晓路.2011.临床护理技术操作规程.北京:人民卫生出版社

沈洪.2008.急诊医学.北京:人民卫生出版社

沈魁,钟守先,张圣道.2000.胰腺外科.北京:人民卫生出版社,399-402

宋烽,王建荣.2004.手术室护理管理学.北京:人民军医出版社

宋烽.2012.实用手术体位护理.北京:人民军医出版社

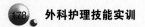

宋金兰,高小雁.2008.实用骨科护理技术(专科护理丛书).北京:科学出版社

粟凤杏.2012.膀胱癌术后定期膀胱灌注的护理.全科护士,10(10):2844-2845

藤野彰子.2007.护理技术临床读本.北京:科学出版社

田力.2001.外科术后病人家庭护理.北京:金盾出版社

田玉凤,沈曙红.2007.实用临床护理指南.北京:人民军医出版社

万德森,朱建华,周志伟等.2006.造口康复治疗理论与实践.北京:中国医药科技出版社

王建荣.2008.基本护理技术操作规程与图解.北京:人民军医出版社

王丽丽,赵红,王红.2012.心脏外科临床护理与实践.北京:军事医学科学出版社

王玲,胡丽波.2012.头颈部术后伤口引流技术与护理.成都医学院学报.(03Z):344

王宇,姜洪池.2009.外科学.第2版.北京:北京大学医学出版社

王忠诚.2004.神经外科学.武汉:湖北科学技术出版社

吴瑾如,将国琦.2008.护士必读.北京:科学普及出版社

吴孟超,吴在德.2008.黄家驷外科学.第7版.北京:人民卫生出版社

吴在德,吴肇汉.2008.外科学.第7版.北京:人民卫生出版社

席淑华.2012.实用急诊护理.第2版.上海:上海科学技术出版社

谢丽英.2009.大面积烧伤患者使用翻身床的安全护理.护理学报,16(12):37-38

徐国英.2012.急诊护理必备.北京:北京大学医学出版社

徐亚玲.2009.持续颅内压监测的护理与进展.天津护理,12(17):6,366-367

姚景鹏,吴瑛,张琳等.2008.内科护理学.北京:北京大学医学出版社

叶任高,陆再英.2004.内科学.北京:人民卫生出版社

查庆华,彭晓琼.2010.泌尿外科护理基本知识与技能720问.北京:科学出版社

张兰,陈碧秀.2009.大面积烧伤病人使用翻身床的护理.当代护士(专科版),(2):27

郑一宁,吴欣娟,丁炎明.2008.实用泌尿外科护理及技术.北京:科学出版社

中华人民共和国卫生部,中国人民解放军总后勤部卫生部.2011.临床护理实践指南.北京:人民军医出版社

中华医学会.2005.临床护理技术操作规范护理分册.北京:人民军医出版社

仲剑平.1998.医疗护理技术操作常规.北京:人民军医出版社

邹晓晶,李莉含.2007.颅脑术后头部引流管的护理.中国当代医学,(6):109

Jemal A,Singel R,Ward E,et al. 2009. Cancer Statistics. CA Cancer J Clin,59(4):225-249

外科护理技能实训教学内容和要求

单元	教学内容	了解	熟悉	掌握
第二章 外科基本护理技术	第一节 围术期基本护理技术			
	一、备皮法			√
	二、灌肠法			√
	三、铺麻醉床			√
	四、换药法		√	
	五、更换引流袋			√
	六、缝合及拆线技术		√	
	第二节 外伤基本处置技术			
	一、止血技术		√	
	二、包扎技术		√	
	三、固定技术		√	
	四、搬运技术		√	
	第三节 营养支持技术			
	一、鼻饲技术			√
	二、全肠外营养配置技术			√
	三、全肠外营养输注技术			√
第三章 普通外科常用护理技术	第一节 乳腺疾病的护理技术			
	一、乳房的自我检查方法			√
	二、乳腺癌患侧肢体术后康复训练法		√	
	第二节 腹部疾病的护理技术			
	一、胃肠减压技术			√
	二、腹带包扎技术			√
	三、腹腔冲洗技术		√	
	四、肠内营养的管饲护理技术			√
	五、结肠造口护理技术			√
	六、腹腔穿刺术的护理配合			√
第四章 肝胆外科常用护理技术	第一节 肝胆外科内镜诊疗的护理配合			
	一、纤维胆道镜诊疗的护理配合			√

单元	教学内容	了解	熟悉	掌握
第四章 肝胆外科常用护理技术	二、十二指肠镜下胆总管取石术的护理配合			√
	第二节 引流管的护理技术			
	一、T形管引流护理技术			√
	二、鼻胆管引流护理技术			√
第五章 神经外科常用护理技术	第一节 头部引流护理技术			
	一、脑室引流护理技术			√
	二、瘤腔引流护理技术			√
	三、硬膜下引流护理技术			√
	第二节 颅内压监测技术			
	一、有创颅内压监测技术		√	
	二、无创颅内压监测技术		√	
	第三节 常用医疗器械使用技术			
	一、气压式血液驱动泵的使用技术			√
	二、冰毯机的使用技术			√
	三、翻身床的使用技术			√
第六章 心胸外科护理技术	第一节 心外科护理技术			
	一、心包和心包纵隔引流的护理			√
	二、桡动脉(或股动脉)穿刺			√
	三、中心静脉置管的护理			√
	第二节 胸外科护理技术			
	一、胸腔闭式引流的护理			√
	二、体位引流			√
	三、呼吸功能锻炼法			√
	四、摇振手法排痰			√
第七章 泌尿外科常用护理技术	第一节 膀胱冲、灌洗护理技术			
	一、持续膀胱冲洗技术			√

单元	教学内容	了解	熟悉	掌握	单元	教学内容	了解	熟悉	掌握
第七章 泌尿外科常用护理技术	二、膀胱灌注技术			√	第八章 骨科常用护理技术	第六节 特殊诊疗术后的护理技术			
	第二节 管路护理技术	√				一、负压封闭引流护理技术			√
	一、留置尿管的护理			√		二、断指(肢)再植术后护理观察技术			√
	二、引流袋的更换			√		三、皮瓣移植术后护理观察技术			√
第八章 骨科常用护理技术	第一节 骨折患者急救搬运护理技术				第九章 手术室常用护理技术	第一节 手术室基础护理技术			
	一、徒手搬运法			√		一、铺无菌器械台技术			√
	二、担架搬运法			√		二、外科刷手技术			√
	第二节 骨折患者卧位护理技术					三、穿脱手术衣技术			√
	一、二人轴线翻身法			√		四、无触及戴手套技术			√
	二、三人轴线翻身法			√		第二节 手术室专科护理技术			
	第三节 牵引护理技术					一、手术床的使用技术		√	
	一、皮牵引护理技术			√		二、手术体位的摆放技术			√
	二、骨牵引护理技术			√		三、手术野皮肤消毒			√
	三、兜带牵引技术		√			第三节 术中配合护理技术			
	第四节 固定护理技术					一、穿针引线技术			√
	一、石膏绷带固定护理技术			√		二、敷料传递技术			√
	二、小夹板固定护理技术			√		三、手术器械传递装卸技术		√	
	三、外固定支架固定护理技术			√		第四节 手术室仪器设备使用技术			
	第五节 常用辅助医疗器具的使用技术					一、高频电刀的使用技术		√	
	一、颈托的使用技术			√		二、超声切割止血刀的使用技术		√	
	二、腰围的使用技术			√		三、电动气压止血仪的使用技术	√		
	三、拐杖的使用技术			√		四、显微镜使用技术	√		
	四、助行器的使用技术			√		五、电视腹腔镜系统使用技术	√		
	五、关节功能活动器的使用技术			√					